ハーブカタログ

服部あさ美

私はイラストレーターを生業としている。依頼されたものを描く仕事なので、分野を問わず多様な絵を描かなければならない。本当はよくないことなのだが、どうしても描く対象に得意、不得意や好みがある。好きなものは描いていて楽しく、より深く探求したくなる。

　子どもの頃から、植物を描くことが好きだった。その理由は未だによくわからない。子ども心に、人工的には作り出せない、自然が生み出す緻密な造形に惹かれたのかもしれない。ずっと見ていても飽きることがなく、その美しさを自分なりに表現したかったのだと思う。絵を仕事にするようになってからも植物を描くことは殊に楽しく、葉や花に関しては、筆が進まず困ることはほとんどなかった。好きこそものの上手なれというもので、いつの頃からか、植物を描く依頼が多くなった。しかし、子どもの頃と同じで、純粋にその美しさを表現したいという思いだけで描いていた。

　数年前、小さなお菓子屋を営む女性と出会った。彼女は素朴だけれど飽きることのない、普遍的なお菓子を作っている。その中に、ぴりっとした風味のクッキーがある。甘さの中に辛みもある、シンプルだけど奥深い味。

　聞くと、彼女のお母さんの相澤栄子さんは、ハーブを日々の暮らしに活用する方法や、ハーブを使った料理を提案するハーブコーディネーターをしているという。そのため、子どもの頃からハーブが身近にあり、毎日の食事には当たり前のようにハーブが使われていたそう。香りに記憶力と集中力が増す作用があることから、学生時代は勉強机にローズマリーの鉢植えがおかれていたことも話してくれた。その影響から、ハーブやスパイスを使ったお菓子をよく作っているという。

それまでは、ただ形が好きな葉や花を描いていた。その実用性には目を向けていなかったが、彼女の話を聞きハーブのことを知りたくなった。古代から人々は、植物を食用、薬用、美容に活用してきたことを知り、意識しないまま食べたり、利用しているハーブがたくさんあることに気がついた。それからというもの、植物の中でもとりわけハーブを描くことが楽しくなった。

　ハーブを育ててみたくなったのだが、専門書やネットで調べると種類や情報が多すぎて、どこから手をつけたらいいものかと思案にくれてしまった。相澤さんに相談すると、ベランダでも育てることができ、かつ日々の暮らしの役に立つハーブを教えてくれるという。

　きっと私のように、ハーブを育て毎日の生活に取り入れてみたいけれど、どこからはじめたらいいのかわからず困っている人はいるはず。そこで、相澤さんに育てやすいハーブを50種選んでいただき、それぞれの特性と私の絵を添えて1冊のカタログにまとめることにした。それに加え、ハーブの基本的な事柄や効能、育て方や利用方法を私の得意な筆法で紹介したいと思い、わかりやすく絵本に仕立ててみた。そうして完成したのが本書『ハーブカタログ』。

　図鑑や専門書と比べたら、情報量も内容も到底足元にもおよばない。形状も完璧には描写できておらず、特に色に関して実物を再現しきれなかったものもあるが、そこはお手柔らかに見ていただきたい。しかし、私が子どもの頃からいくら描いても飽きることがなかった植物を、愛情を込めて丁寧に表現した。もしこの本がハーブと出会うきっかけになったとしたら、こんなにうれしいことはない。

2	はじめに
6	アニス
7	イタリアンパセリ
8	オレガノ
9	カレープラント
10	キャットニップ
11	キャラウェイ
12	コーンサラダ
13	コーンフラワー
14	コモンセージ
15	コモンタイム
16	コモンマロウ
17	コリアンダー
18	サラダバーネット
19	サンショウ
20	シソ
21	ジャーマンカモミール
22	ジャスミン
23	ショウガ
24	スイートバイオレット
25	スイートバジル
26	スイートマジョラム
27	ステビア
28	センテッドゼラニウム
29	ソープワート
30	ダンデライオン

31	チャービル
32	チャイブ
33	ディル
34	ドクダミ
35	ナスタチウム
36	フィーバーフュー
37	フェンネル
38	フレンチタラゴン
39	ポットマリーゴールド
40	ボリジ
41	ミツバ
42	ミョウガ
43	ミント
44	ヤロウ
45	ヨモギ
46	ラベンダー
47	ルバーブ
48	レモングラス
49	レモンバーベナ
50	レモンバーム
51	ローズ
52	ローズマリー
53	ローレル
54	ロケット
55	ワイルドストロベリー
57	ハーブの絵本

アニス　　セリ科　1年草　40〜60cm

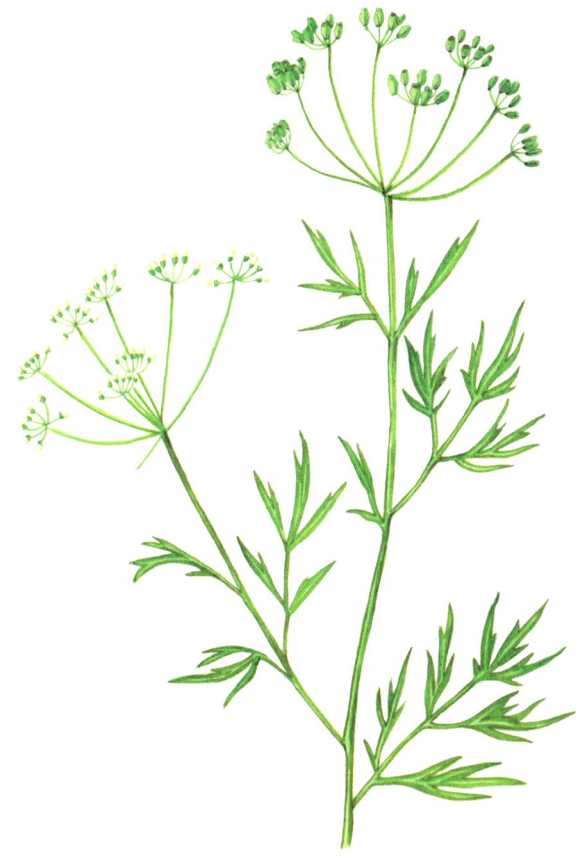

古代エジプトの時代から使われていた最も古いハーブのひとつで、ミイラの防腐剤としても利用されていた。初夏の頃、葉の先端にパラソル状の小花を咲かせるが、その姿は雪の結晶のように可憐で涼しげである。甘い香りの中にほのかな苦味もある果実は、アニスシードと呼ばれ様々な料理に使われる。古代ローマでは祝宴の最後に、消化促進の働きがあるアニスのケーキが出されたが、これがウエディングケーキのルーツといわれている。

イタリアンパセリ　セリ科　2年草　30〜70cm

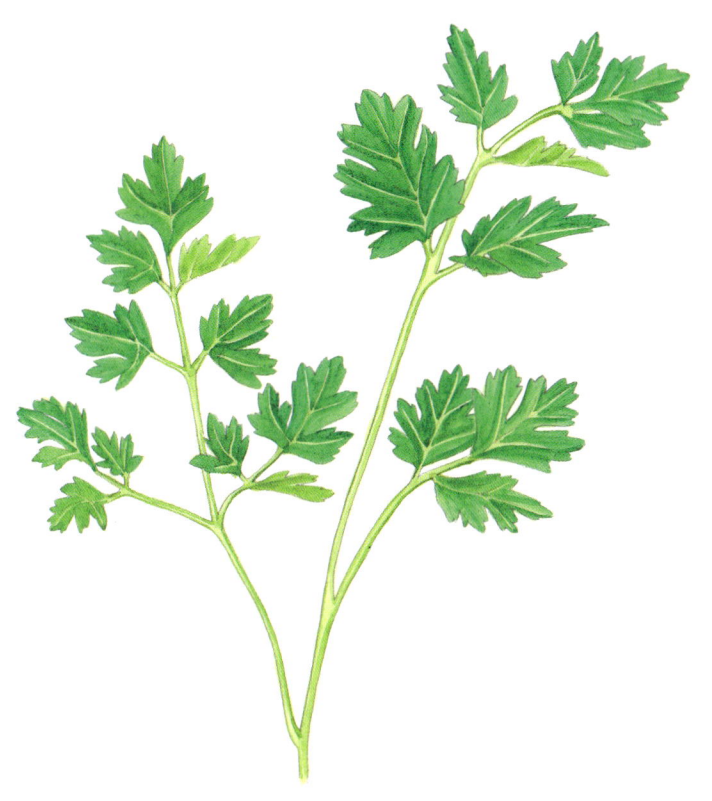

栄養豊富で、古代ギリシャの頃から健康維持のために食されていた。清涼感のある香りは特にトマトと相性がよく、イタリア料理には欠かせない。発芽までに少し時間がかかるが、一度成長すれば落ちた種から次のものが自然に生えてくるため、はじめてでも育てやすい。トマトやタマネギなどの野菜と一緒に植えると、成長を助けてくれる。つけ合わせでよく目にする縮れた葉のカーリーパセリと比べると、見た目も香味も端正な印象。

オレガノ　シソ科　多年草　30〜50cm

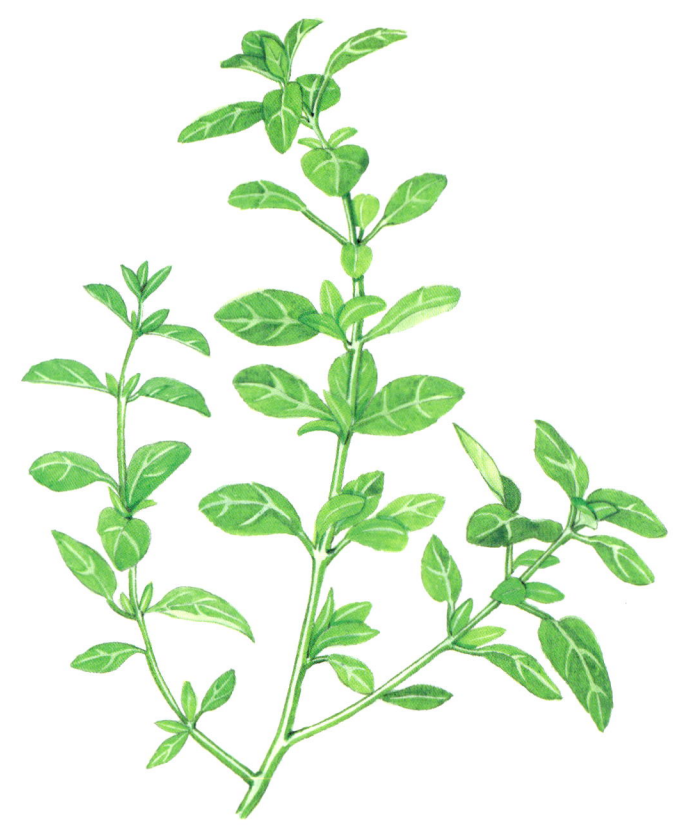

ピリリとした味わいで、野菜、肉、魚、卵など多様な食材と相性がいい。オレガノを料理に使ったことがなくても、ウスターソースやケチャップの香辛料として使われているので、その風味を知らない人はいないはず。乾燥させるとより香りが引き立つためドライを使うことが多いが、生の葉をそのまま使っても香味を楽しむことができる。解毒作用があるので、添加物が使われている加工食品を口にすることが多い方には特におすすめしたい。

カレープラント　キク科　多年草　30〜60cm

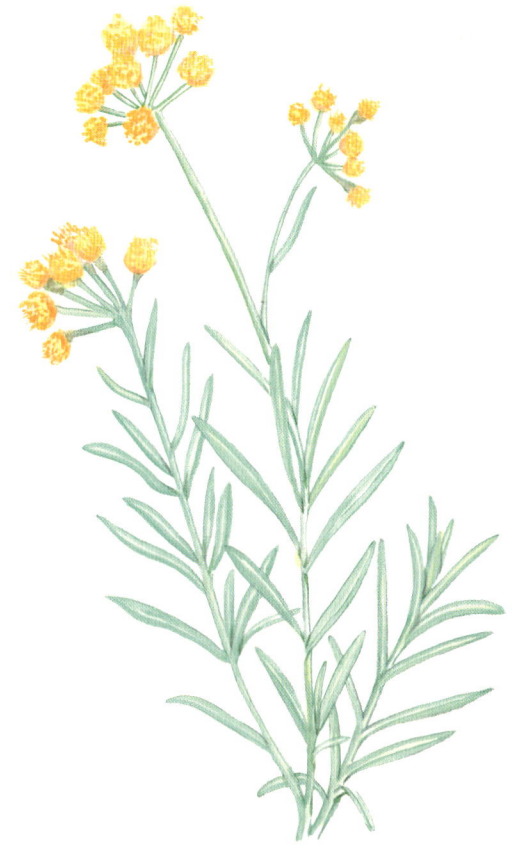

若葉に触れるとカレーのような芳しい香りがするためにこの名がついたが、カレーの香辛料に使われることはない。苦味があるため料理にはあまり適さないが、スープやピクルスの香りづけに活用されることもある。針のように細く美しい銀白色の葉を持ち、夏には鮮やかな黄色の小さな花を咲かせる。乾燥させても葉や花が色あせず、その香りも長持ちすることから、永遠に続くことを意味する、エバーラスティングの別名を持っている。

キャットニップ　シソ科　多年草　30〜100cm

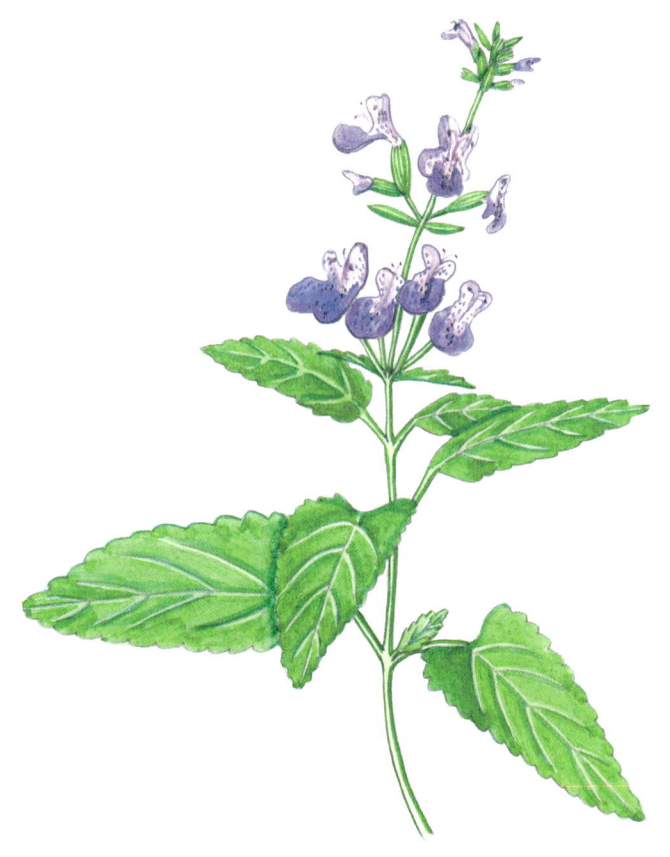

ニップは「噛む」という意味で、その名の通り猫の大好物。日本で猫の好物といえばマタタビだが、ヨーロッパではこちらが有名。布袋に乾燥したキャットニップを入れたものが、猫をあやす玩具として古くから作られていた。しかし、和名はイヌハッカという。名前の頭にイヌがつく植物は、形は似ているが役に立たないことを意味するのだが、風邪をひいたときお茶にして飲むと熱を下げてくれるなど、たくさんのうれしい効能を持っている。

キャラウェイ　セリ科　2年草　30〜80cm

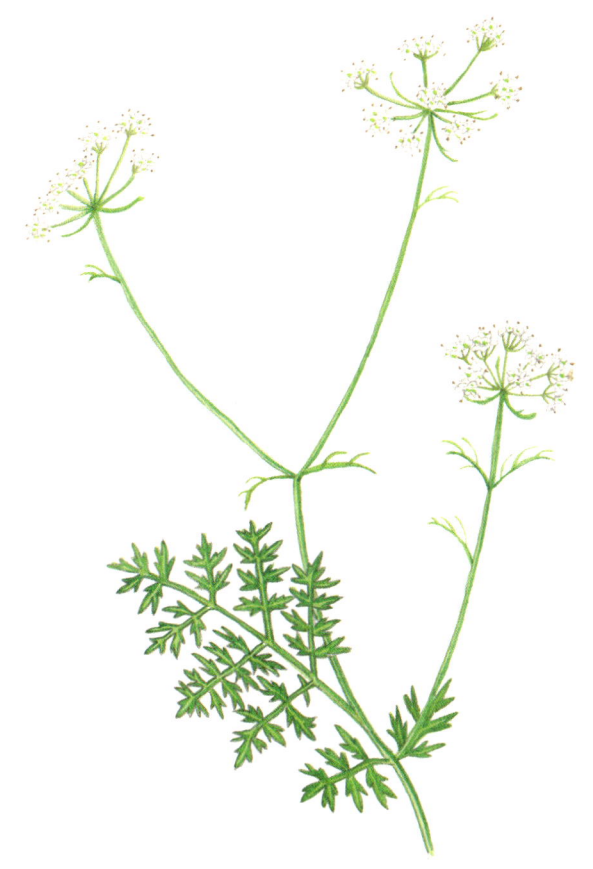

三日月の形をした種は、甘くほろ苦い香味を持ち、パンやお菓子によく使われる。シードケーキといえばキャラウェイの種を入れたものが定番のひとつ。リンゴと相性がよく、アップルパイや焼きリンゴにぴったり。料理にも利用され、特にザワークラウトには欠かせない。口臭を消す作用があるので、においの強い料理の後は種をそのままひと口。種だけではなく、若葉はスープ、根は煮込み料理、花はポプリと、全体が無駄なく活用できる。

コーンサラダ　オミナエシ科　1・2年草　10〜30cm

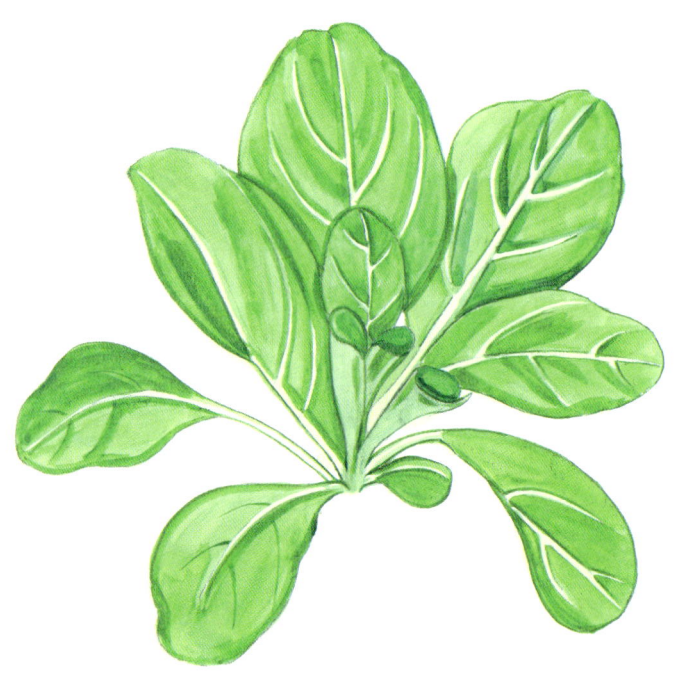

元々はトウモロコシ畑によく生えていた雑草で、そのことからこの名がついた。フランス料理のつけ合わせに欠かせない存在で、フランス語のマーシュの名で売られていることが多い。くっきりとした葉脈を持つ優しい緑色の葉は、くせのない味で栄養豊富。シャキシャキとした歯ごたえで、生のままミックスサラダに使われる。生育が早く種をまいてから3〜4週間で収穫でき、栽培も簡単なので、はじめて育てるハーブとしておすすめしたい。

コーンフラワー　　キク科　1年草　50〜80cm

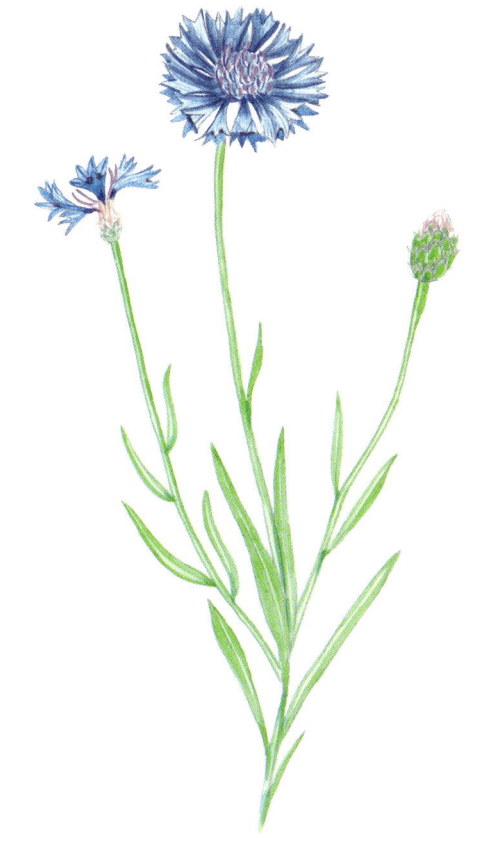

麦畑に自生することが多く、ヨーロッパでは雑草のように扱われているが、夏に青紫、白、ピンクの美しい花を咲かせる。特に青紫の花の鮮やかさは際立っていて、最高級のサファイアの青色はコーンフラワーブルーと呼ばれる。マリー・アントワネットが愛した花としても知られ、食器にコーンフラワーの模様を描かせていた。花弁はサラダやフレーバーティーなど食用のほか、肌を引き締める効果を持つことから美容、薬用に利用されてきた。

コモンセージ　シソ科　常緑低木　30〜60cm

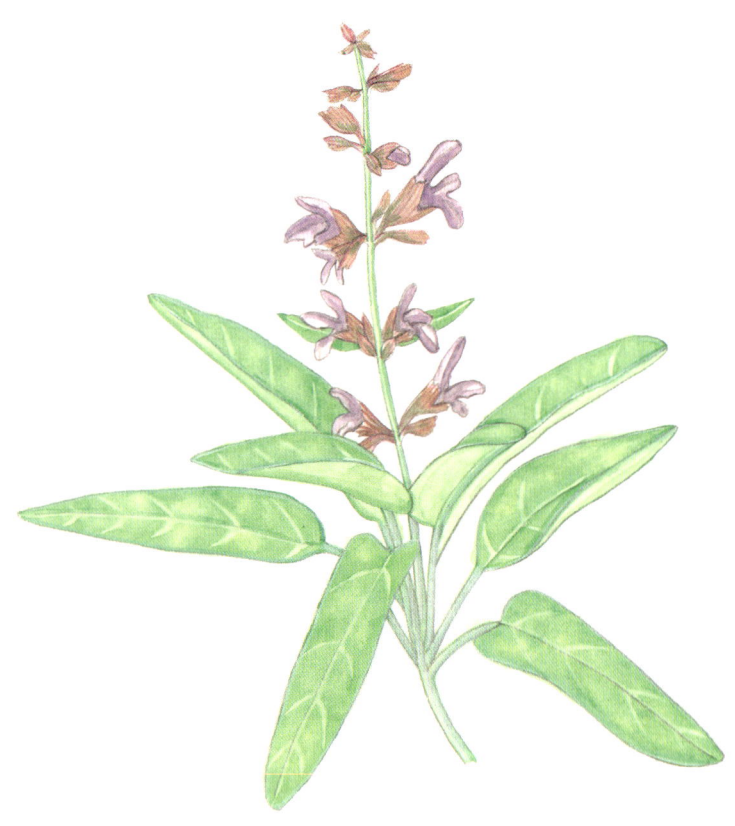

治療や健康を意味する言葉に由来しているが、ハーブの中でも特に高い薬効を持ち、アラビアには「庭にセージを植えているものは死なない」、イギリスには「長生きをしたいものは5月にセージを食べよ」ということわざがあるほど。その効能は幅広く種々の病気を予防してくれる。たとえば、セージのお茶でうがいをすると風邪や感染病の予防になるだけでなく、口内炎や歯肉炎にも効果的で、神経のバランスもととのえてくれる。

コモンタイム　シソ科　常緑低木　10〜30cm

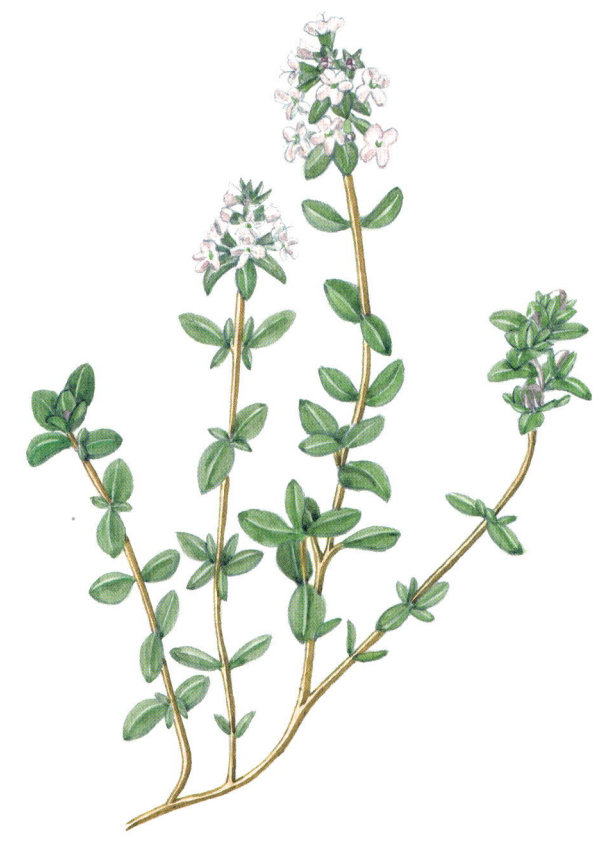

高い殺菌、消毒効果を持ち、疫病を防ぐことからヨーロッパでは教会など人々が集まる場所によく植えられていた。代表的な料理用ハーブであり、その清々しい香りとほろ苦い味は様々な食材と相性がよく、特に煮込み料理には欠かせない存在である。防腐作用があるので、腐りやすいひき肉料理にも利用される。気管支炎、咳止めにも効果が高く、のどの調子が悪いときや風邪のひきはじめに、お茶にしたものでうがいをするといい。

コモンマロウ　　アオイ科　多年草　40〜100cm

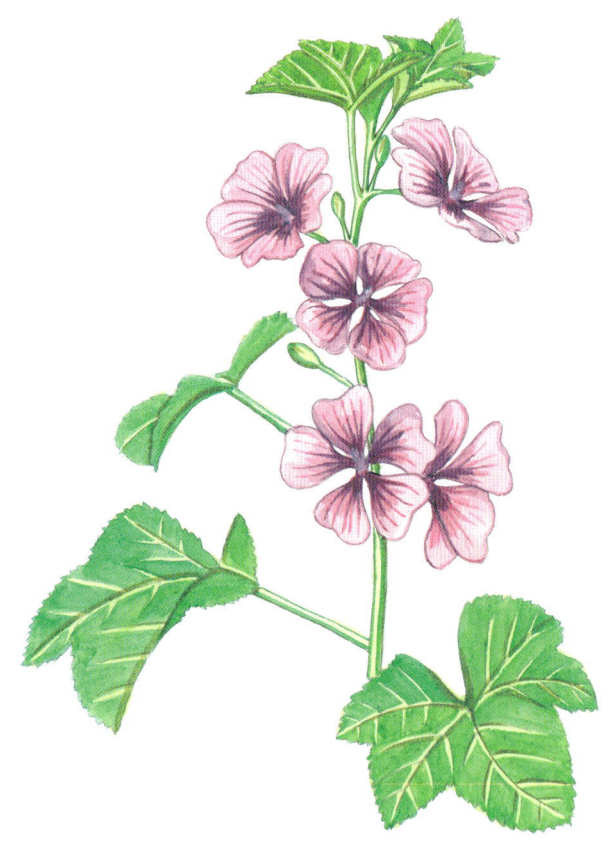

和名はウスベニタチアオイといい、初夏に淡い赤紫色の花を咲かせる。1ヶ月くらい摘み続けても次々と花をつける。乾燥させた花はハーブティーとして飲まれるが、お茶にすると青色になり、酸性のレモン汁を加えるとピンクに変色する。目に楽しいだけでなく、のどの痛みや咳も抑えてくれる。光が当たると色が抜けてしまうので、花は光をさえぎる容器で保存する。栽培は簡単で、一度成長すればこぼれた種から次の芽が自然に育ってくれる。

コリアンダー　セリ科　1年草　30〜50cm

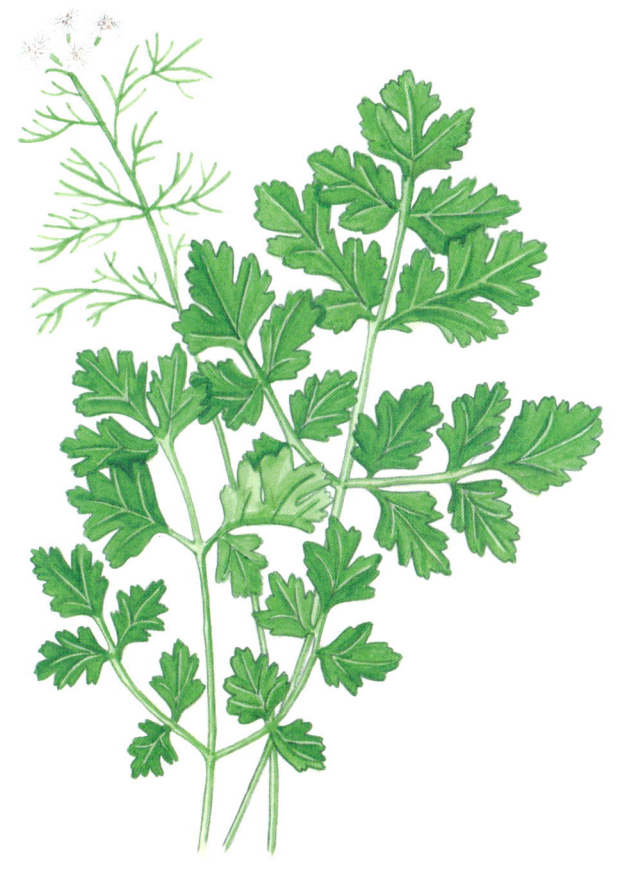

中国語でシャンツァイ、タイ語ではパクチーと呼ばれ、アジア料理には欠かせない。葉に独特の強い芳香があるため、好みがはっきりとわかれる。苦手な人は、ひと口するのも嫌なのではないだろうか。古代から薬用や調味料として使われ、種はカレーの香辛料になくてはならない。カレー以外にもマリネ、リキュールの香りづけに利用される。花と種は、葉とはそれぞれ違う香味で、花は柑橘系のさわやかな香り、種は甘くほどよい辛味がある。

サラダバーネット　　バラ科　多年草　50〜60cm

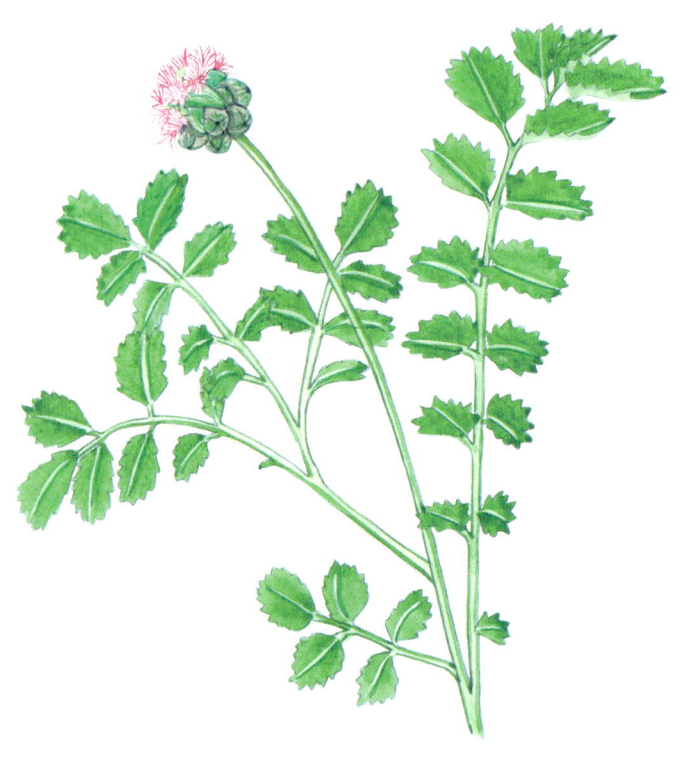

　長い茎に、のこぎりの歯のような小さな葉をたくさんつける。キュウリのような香りがすることから、ベジタリアンのハーブといわれている。若葉は生のまま食べられ、寒さにも強く年中育つため、いつでも摘んで利用することができる。皮膚を保護し炎症を抑える効用を持ち、優れた止血作用があることから、薬草として重宝されてきた。初夏に深赤色の愛らしい丸い花を咲かせるため、観賞用の切り花やドライフラワーとしても利用される。

サンショウ　ミカン科　落葉低木　150〜400cm

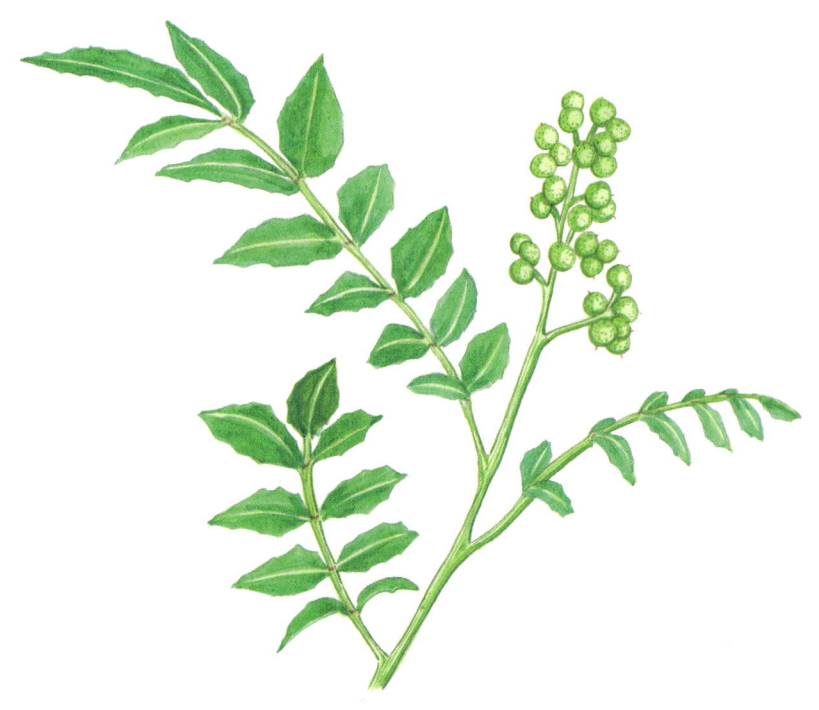

実を煎り、乾燥させ粉末にしたものは、うなぎの蒲焼きに欠かせない香辛料として知られている。その香りは脳を刺激し、胃腸の働きを活発にする。春先の新芽の頃に、赤くなる前の緑の未熟な実を摘んだものが食用として利用される。そのまま食べると舌がしびれてしまうので、必ず茹でて使う。葉を揉んだものは虫さされの薬、乾燥した果実を煎じたものは胃腸薬にもなる。若葉は木の芽と呼ばれ、刺身のつまや和えものに使われる。

シソ　シソ科　1年草　50〜100cm

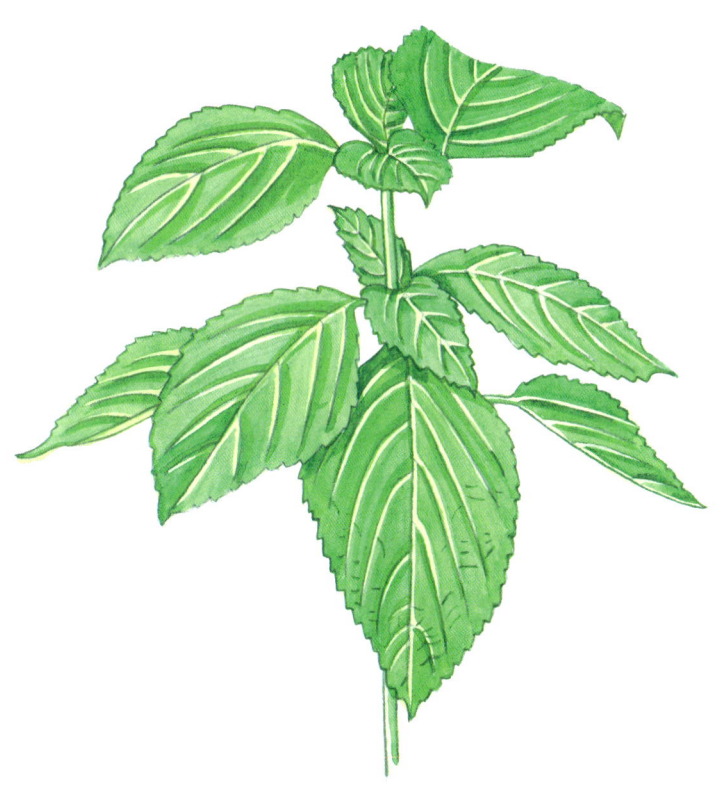

緑色のアオジソと、赤紫色のアカジソがある。さわやかな香りを持ち、食中毒防止に高い効果があるため、薬味として使われる。漢字で紫蘇と書くが、これは中国の三国時代、食中毒で瀕死の少年にシソを煎じて飲ませたところ命が蘇ったという逸話からつけられた。刺身に添えられる花穂はビタミン類と鉄分が豊富で、防腐作用がある。アカジソにはアントシアニンという色素が含まれていて、梅干しの色づけには欠かせない。

ジャーマンカモミール　　キク科　1年草　20〜60cm

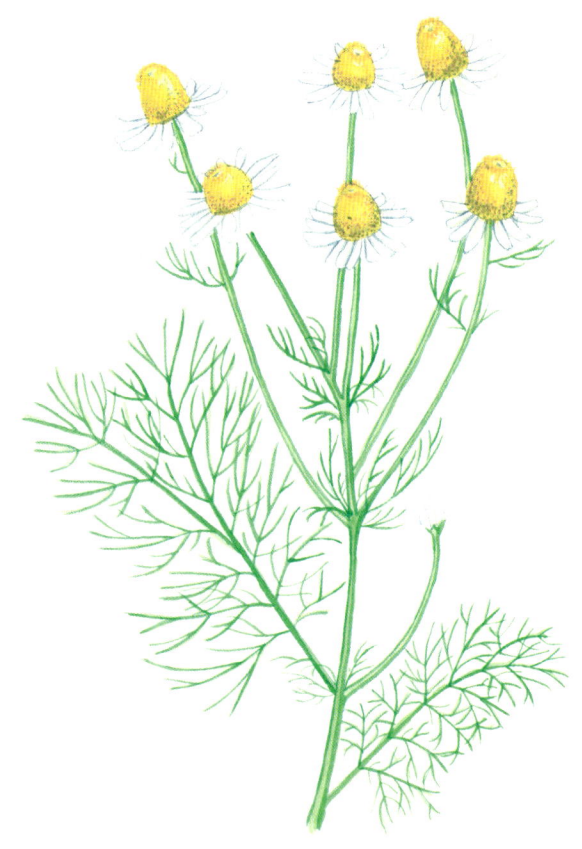

初夏に白い花をたくさん咲かせ、リンゴのような甘い香りを漂わせるが、その名は大地のリンゴを意味するギリシャ語からきている。和名はカミツレで、カモマイル、カミルレとも呼ばれる。ヨーロッパでは赤ちゃんや子どもが眠れないとき、落ち着きがないときの家庭の常備薬として昔から飲まれていたことから、お母さんのハーブと呼ばれている。植物のお医者さんともいわれていて、一緒に植えるとまわりの植物が元気になる。

ジャスミン　　モクセイ科　常緑蔓性低木　100〜300cm

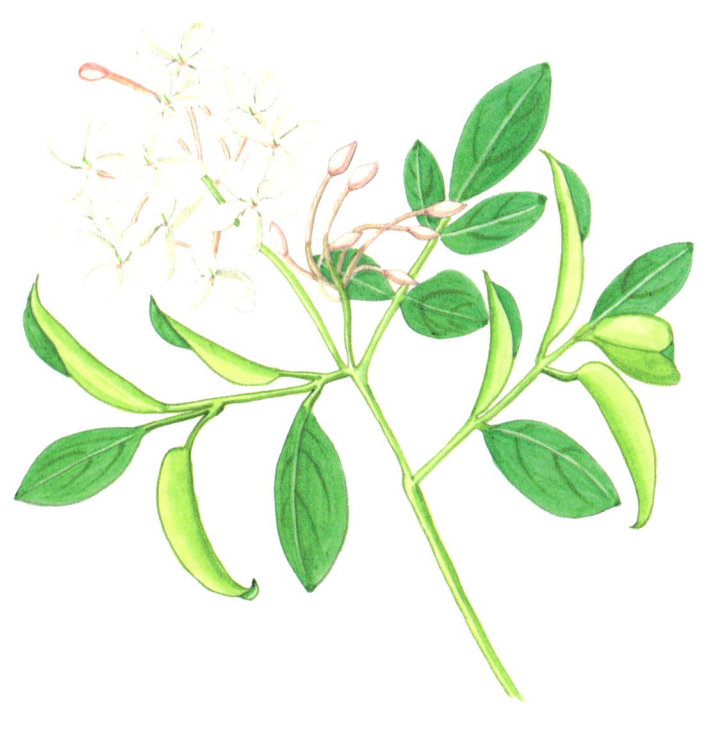

夏から秋にかけて小さな花を咲かせる。花は日没後に開花をはじめ、真夜中に満開となる。優美な甘い香りで、香料の原料として愛されてきた。花1トンから1キロしか精油が抽出されないためとても高価で、香りの王と呼ばれている。200以上の種類があり、香水以外に食用、薬用と幅広く使われる。ジャスミン茶は、アラビアジャスミンで茶葉に香りづけをしたもの。心をしずめる働きがあり、眠れないときに飲むといいといわれている。

ショウガ　ショウガ科　多年草　50〜100cm

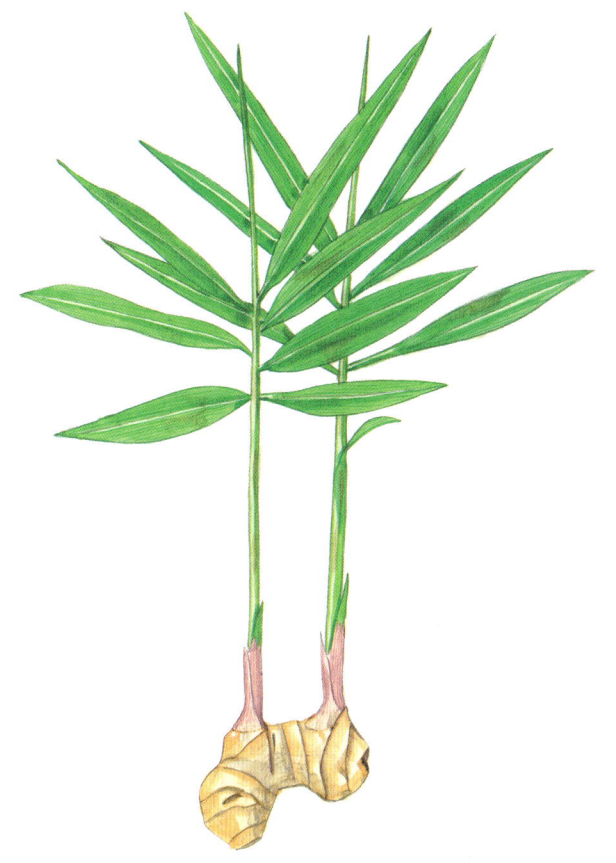

料理に大活躍する万能香辛野菜で、薬用としても様々な効能を発揮する。体をあたためる効果が高いことで知られ、風邪薬、冷えの薬として昔から利用されてきた。生でも薬効があるが、蒸して乾燥させたものはその力を格段に発揮する。日当たりと水はけのいい肥沃な場所を好むため、畑での栽培がおすすめだが、鉢やプランターで育てることもできる。秋に一度掘り出しておき、春に植え直すと、1ヶ月くらいで再び芽を出してくれる。

スイートバイオレット　　スミレ科　多年草　10〜15cm

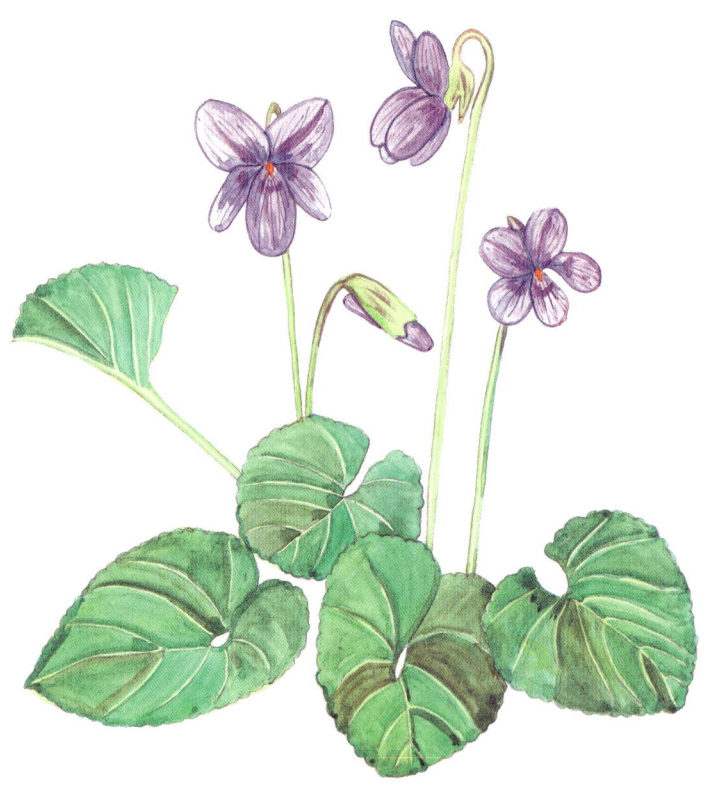

　早春に花を咲かせる、春の訪れを知らせるハーブ。バイオレットの名ではあるが、濃紫、ピンク、白と多彩な花がある。和名はニオイスミレ。甘く高い香りを持ち、シェークスピアの『真夏の夜の夢』では恋の媚薬として登場する。香水や化粧品の原料のほか、花をそのままサラダに、砂糖漬けにしたものをデザートの飾りに、ビネガーやリキュールの香りづけにと、様々に活用される。葉をお茶にしたものは、風邪や気管支炎によい。

スイートバジル　シソ科　1年草　50〜90cm

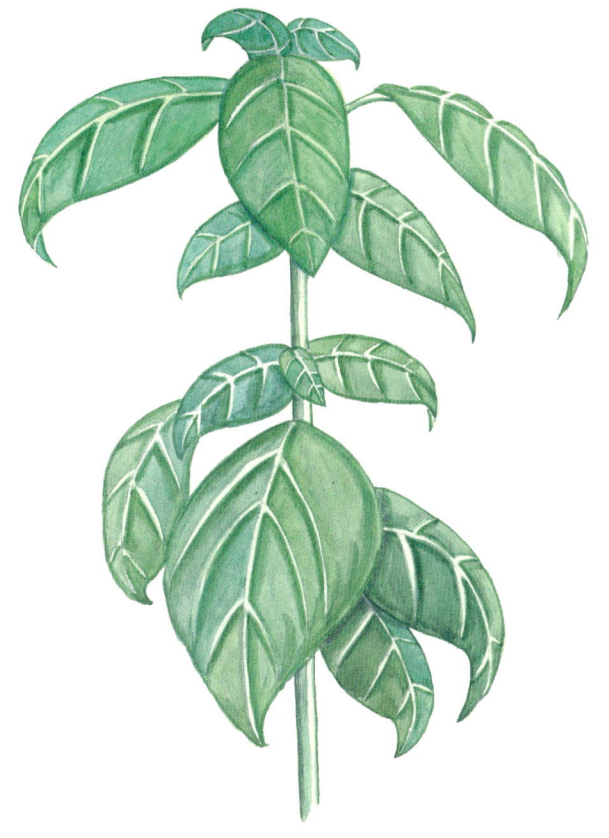

王を意味する言葉が語源といわれており、ハーブの王様とも呼ばれる。インドでは神にささげる神聖な植物として崇められてきた。つややかな緑色の葉は、高い殺菌作用と心地いい強い香りを持ち、嗅ぐと頭痛やめまいが和らぐことから、古代ヨーロッパでは乾燥させたものを家庭に常備していた。イタリア語でバジリコといい、イタリア料理ではよくチーズやトマトと合わせて使われるが、肉、卵、野菜、魚など種々な食材と相性がいい。

スイートマジョラム　シソ科　多年草　30〜50cm

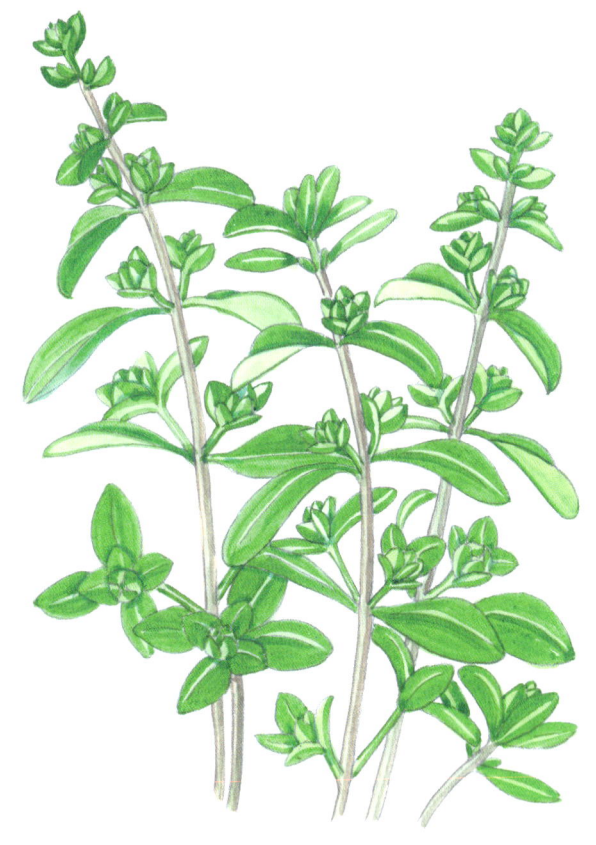

古代ギリシャの頃から栽培されている古いハーブ。幸福と美食の象徴とされ、スイートマジョラムで作った冠を結婚する夫婦の頭に載せて幸せを祈る習慣もあった。語源は「より長い、大きい」ことを意味するラテン語で、長寿のハーブともいわれている。繊細な甘い香りを持ち、料理の臭み消しや風味を引き立たせるためによく使われる。乾燥させた葉は肉料理や煮込み料理に、生の花と葉はサラダに。卵やチーズとも相性がいい。

ステビア　キク科　多年草　60〜90cm

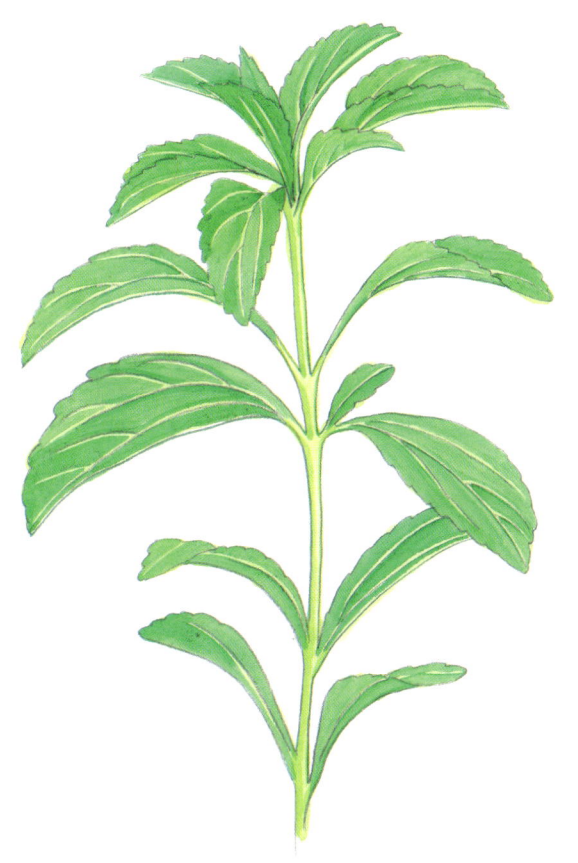

葉も花も簡素な形をしていて外見上の大きな特徴はないが、葉と茎に強い甘味を持ち、葉には砂糖の約300倍の甘味がある。その特性を生かし、低カロリーの甘味料、糖尿病患者のための甘味料として利用されている。水に溶けやすいので、葉を摘んで紅茶やデザートに入れたり、料理の甘味料として手軽に楽しむことができる。原産地の南米では、古くからマテ茶の甘味づけに使われていた。寒さに弱く、冬に育てるのは少しだけ難しい。

センテッドゼラニウム フウロソウ科 常緑低木 50〜120cm

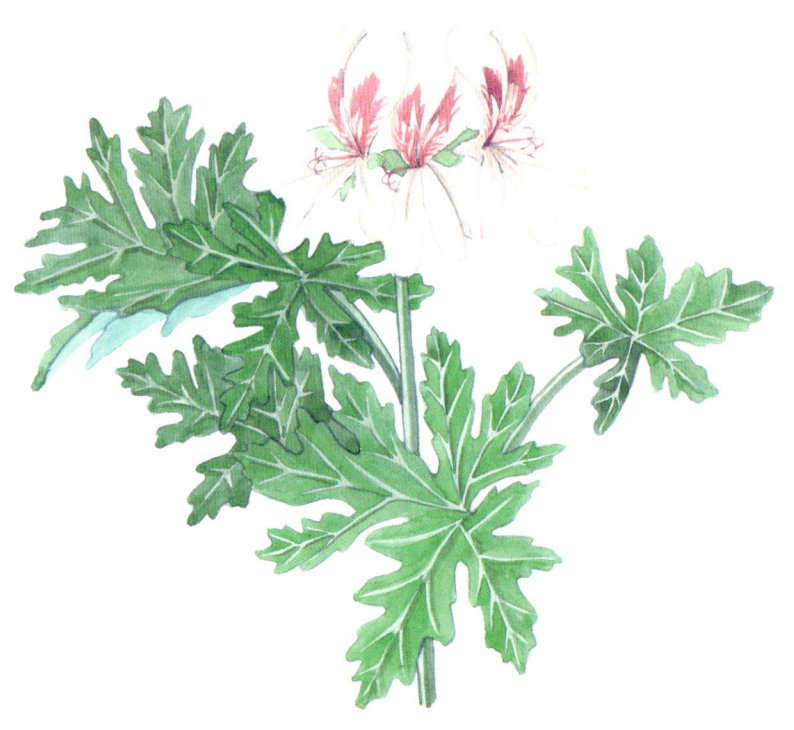

センテッドは「芳香がある」という意味で、ヨーロッパでは主に香水の原料として栽培されてきた。アップル、パイナップル、ローズ、ジンジャー、レモンなど多様な香りの品種が作られ、200以上の種類がある。香りだけでなく、花の色も姿も様々。代表種のひとつであるローズゼラニウムは、香料はもちろん、飲みものやジャム、クッキーの香味づけにも利用される。美容効果も高く、精油はヘッドマッサージやハーブバスに使われる。

ソープワート　ナデシコ科　多年草　40〜90cm

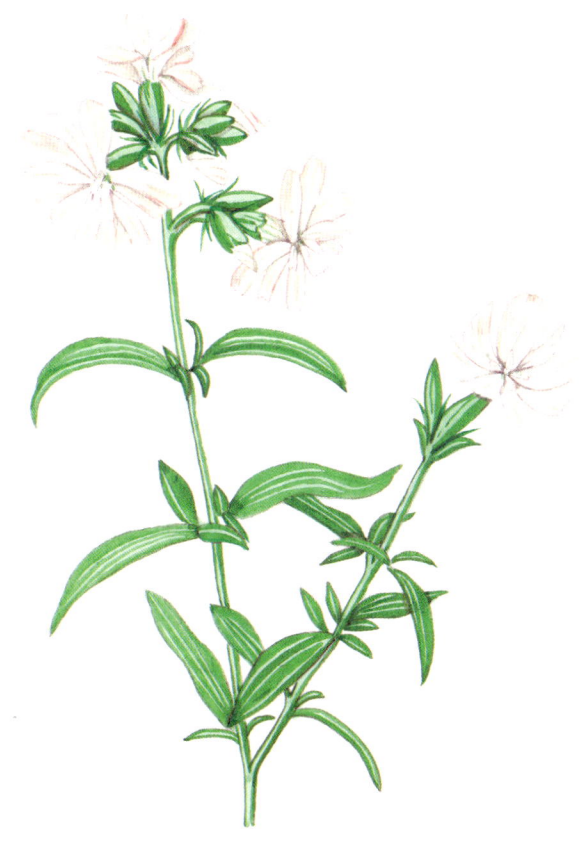

まっすぐ伸びた茎に、つややかで端正な葉をつける。夏にはその葉の先に、甘い香りのする淡いピンク色の清楚な小花を咲かせる。葉を指で揉むと石けんのようにぬるぬるした液が出るが、かつてヨーロッパでは洗剤として利用していた。名前もそれに由来しており、和名はサボンソウという。葉、茎、根を煮出したものは、生地を痛めず洗ったものを色鮮やかにすることから、現在でも博物館で貴重な古い織物を洗浄する際に使われている。

ダンデライオン　　キク科　多年草　10〜30cm

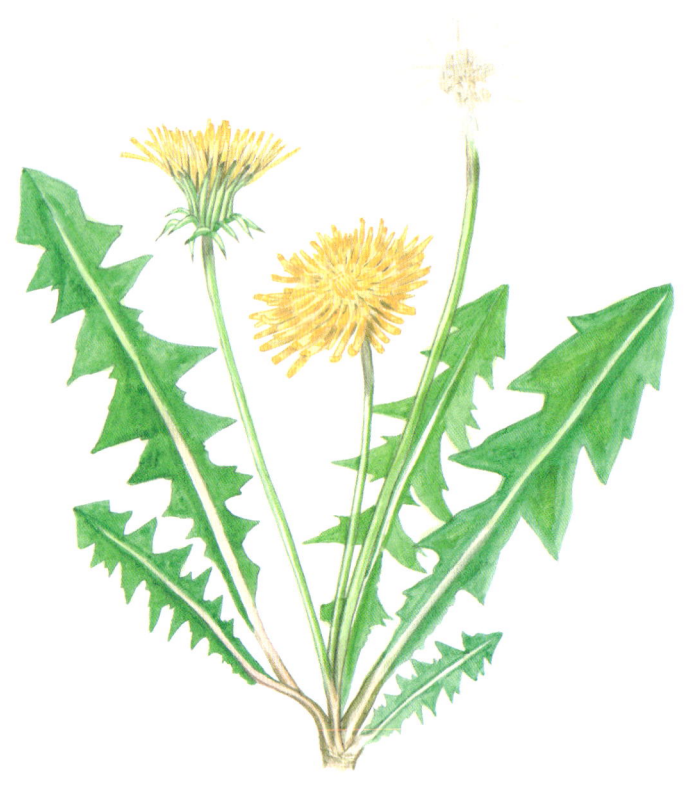

和名はセイヨウタンポポで、在来種のニホンタンポポとは別の種類。春から初夏にかけて全国のいたるところで黄色い花を見かけるが、年中花が咲いているのを目にする場所もある。春の柔らかい若葉はサラダや天ぷら、和えものに。フランスでは春のはじまりの野菜として朝市で売られている。根は乾かしてお茶にしたり、焙煎したものはタンポポコーヒーとして飲まれる。高い利尿作用を持ち、フランスでは寝小便という名でも呼ばれている。

チャービル　セリ科　1年草　30〜60cm

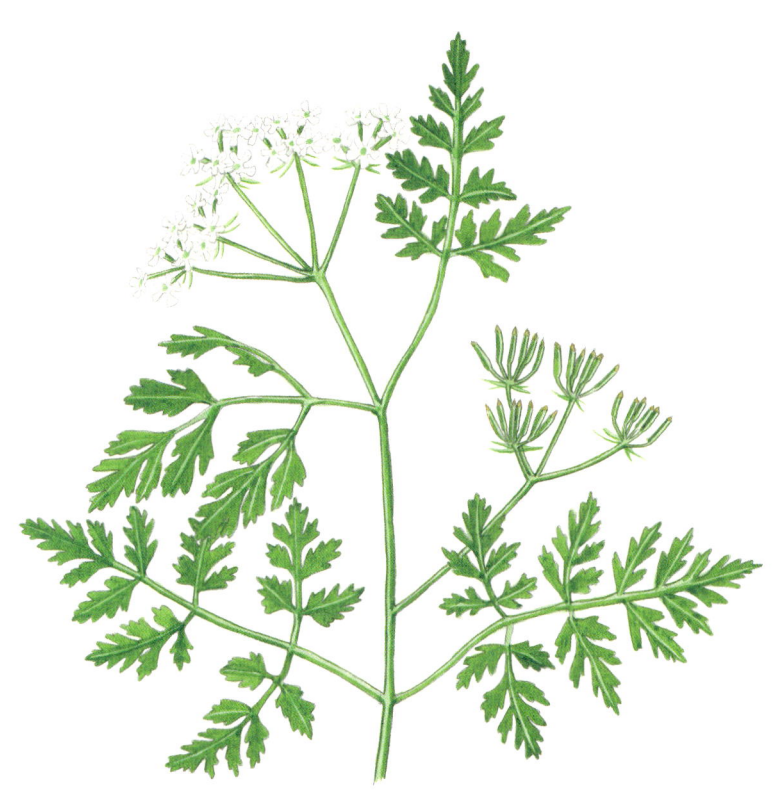

フランスではセルフィーユと呼ばれ、料理の味を引き立てるハーブとしてよく使われる。優しい香りでクセもなく後味もさっぱりとしていて、彩りもよい。パセリよりも甘く繊細な香味を持つことから、美食家のパセリとも呼ばれる。熱に弱いので、加熱調理をせず生のまま添えたり、仕上げにさっと入れるのがいい。ビタミン、ミネラルが豊富で発汗作用があり、発熱時に食べると熱を下げてくれる。日差しに弱いので、明るい日陰で育てる。

チャイブ　ユリ科　多年草　20〜30cm

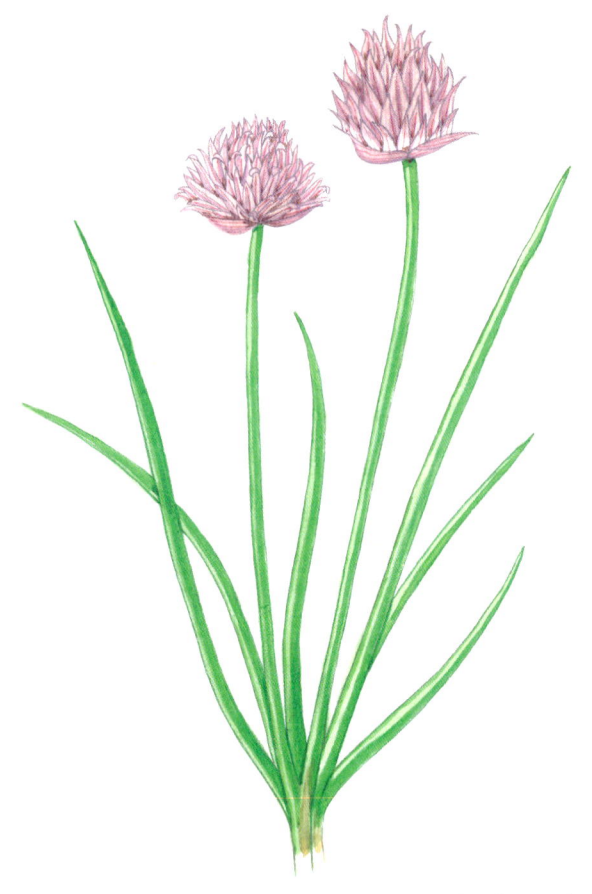

ネギの仲間でアサツキに似ているが、より細長く小さく、ネギ特有の臭みが少ない。日本ではエゾネギ、フランスではシブレットと呼ばれ、薬味として使われる。チーズや卵と相性がよく、和食にも合う。花も香味豊かで、食用としてサラダやビネガーに利用されるが、花をつけた後は葉が固くなり味が落ちるので、葉を使う場合はつぼみのうちに摘んでおく。カルシウムとカロテンが豊富で、風邪や胃腸の不調に働き、体をあたためる作用もある。

ディル　セリ科　1年草　60〜100cm

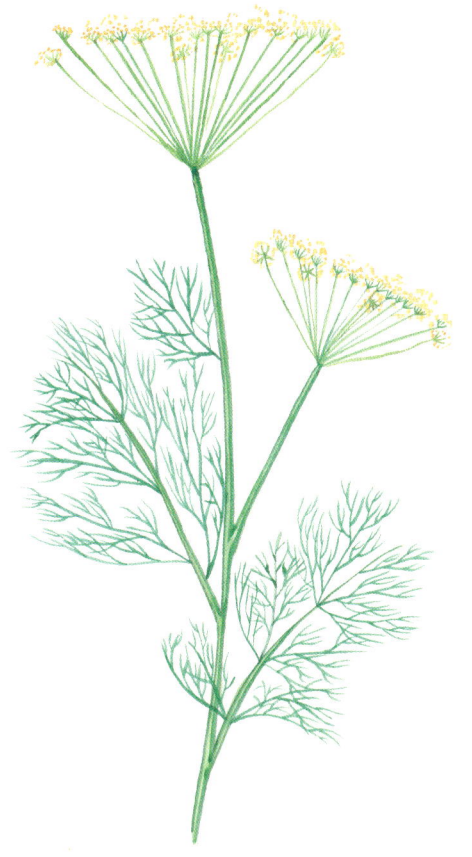

黄色い小花を密集して咲かせることからイエローレースフラワーとも呼ばれ、アレンジメントにも使われる。名前は古代ノルウェー語でなだめることを意味する言葉に由来していて、赤ちゃんの夜泣きをしずめる働きがある。種をお茶にして飲むと母乳の出をよくするともいわれており、母子にうれしい効能がある。清涼感のある芳香は魚と相性がよく、魚のハーブとも呼ばれる。北欧では魚の腹に入れて、蒸したり焼いたりして食べることが多い。

ドクダミ　　ドクダミ科　多年草　20〜50cm

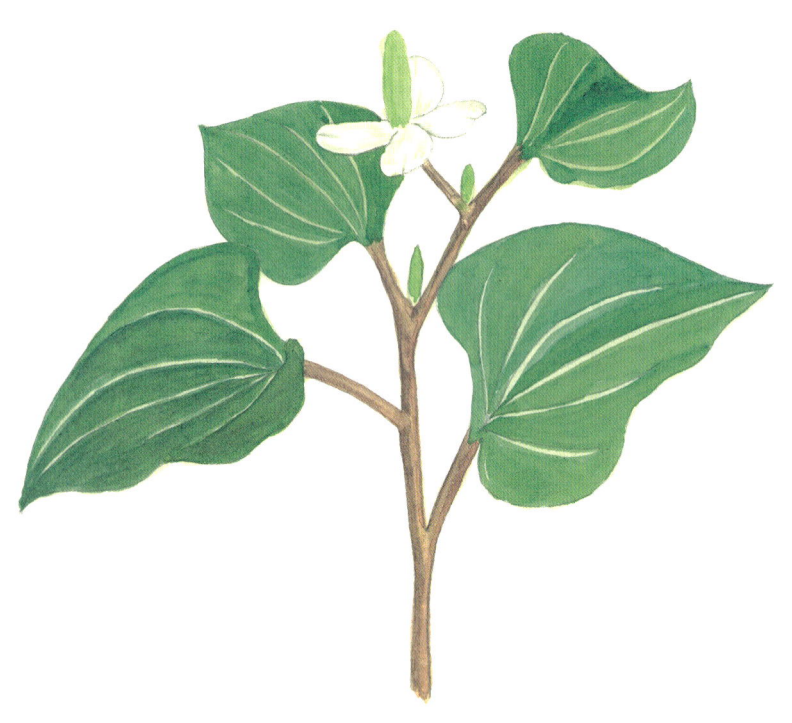

独特のにおいがあり生命力が強く、何度抜いても生えてくるので嫌がられることもあるが、素晴らしい効能をたくさん持っている。特に老廃物や毒素を体外に出す効果に優れ、葉を揉んだものをあせも、しっしん、傷、やけどに貼ると高い薬効を発揮する。茎と葉を乾燥させて煮出したものは、昔から民間薬として飲まれていた。くせがあるが、ほうじ茶に混ぜると飲みやすい。開花すると効力が花にいってしまうので、つぼみのうちに収穫する。

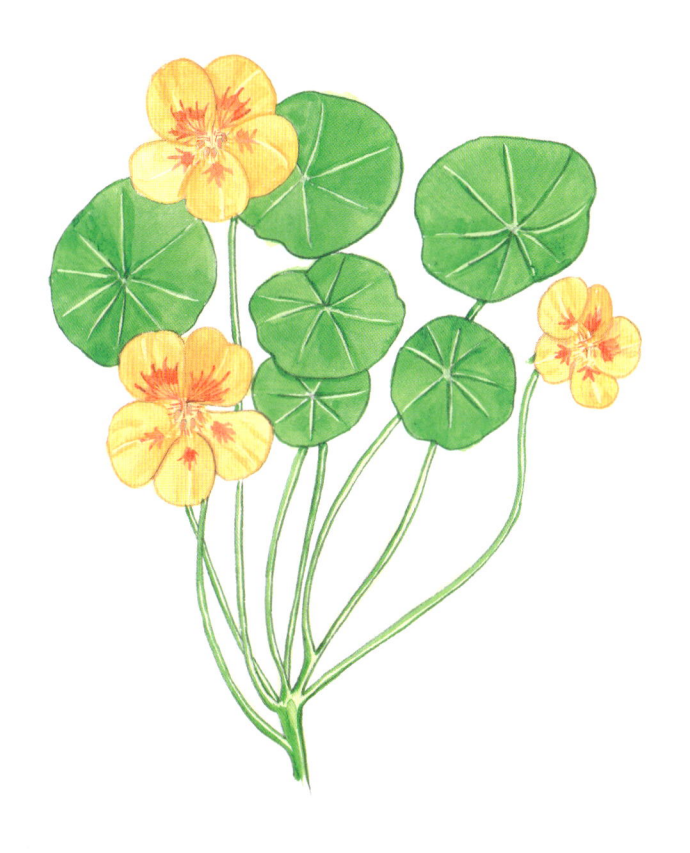

ナスタチウム　　ノウゼンハレン科　1年草　20〜60cm

縦に成長するものと、蔓性で横に延びるものがあり、蔓性は2メートル以上になる。日本には江戸時代に伝えられた。金色の花を持ち、丸い葉は蓮と同じように水をはじくことから、キンレンカ（金蓮花）の和名がつけられた。葉と花はワサビのようなさわやかな辛味があり、そのままサラダにして食べてもおいしいが、おろして使えば和食によく合う薬味になる。鉄分とビタミンCが豊富で、血液の浄化作用があり、貧血にも効果が高い。

フィーバーフュー　キク科　多年草　30〜80cm

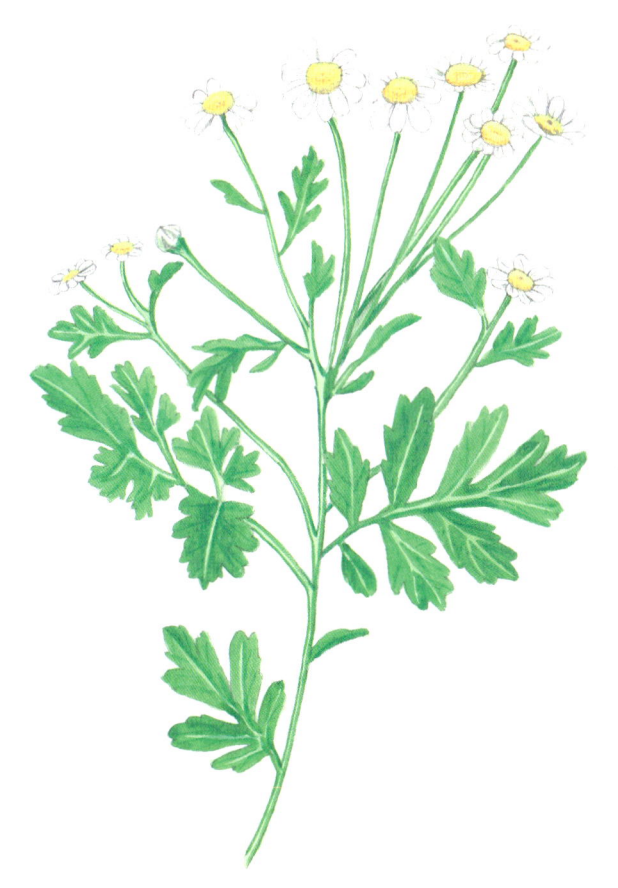

キクの仲間で、夏に清楚な白い小花をたくさん咲かせることから日本では夏白菊と呼ばれ、園芸種として親しまれてきた。葉に強い香りを持ち、ローズのそばに植えるとアブラムシが寄ってくるのを防いでくれる。ハチも寄せつけないほど防虫効果が高いので、ハチの受粉を必要とする植物のまわりには植えないように。生の葉を揉んで湿布すれば虫さされにもいい。古くから偏頭痛や発熱、関節炎の改善に働く薬草として重宝されてきた。

フェンネル　セリ科　多年草　100〜200cm

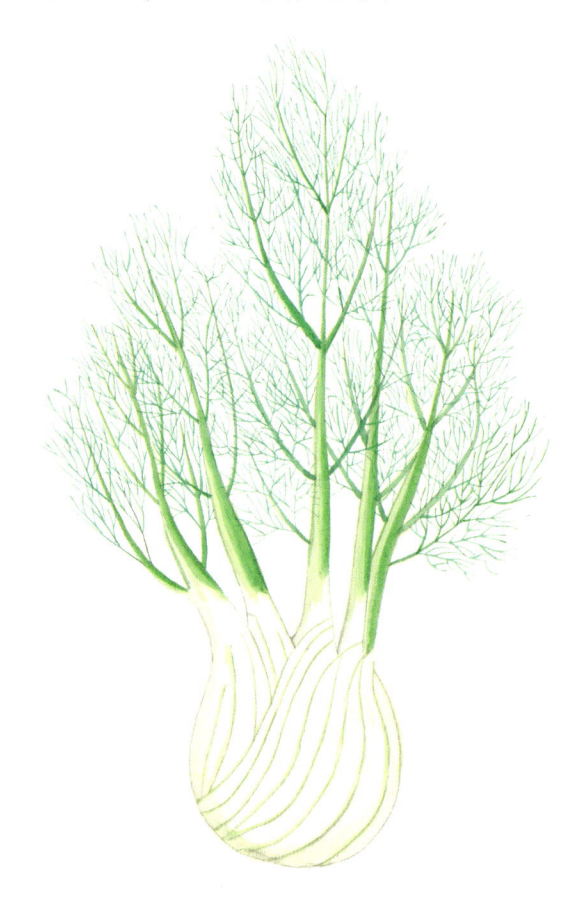

まっすぐ伸びた茎に、糸のような細長い葉が重なり合う姿は、繊細で美しい。葉には甘い風味があり、害虫を退治する益虫を引き寄せてくれる。繁殖力が旺盛で丈が1メートル以上になるので、鉢やプランターで育てるときは大きめのものを選ぶ。絵は地中海が原産のフローレンスフェンネルと呼ばれる種類で、ヨーロッパでは一般的な野菜として食べられている。葉を細かく切ってお茶にしたものは老廃物を排出し、食欲を抑える働きがある。

フレンチタラゴン　キク科　多年草　50〜80cm

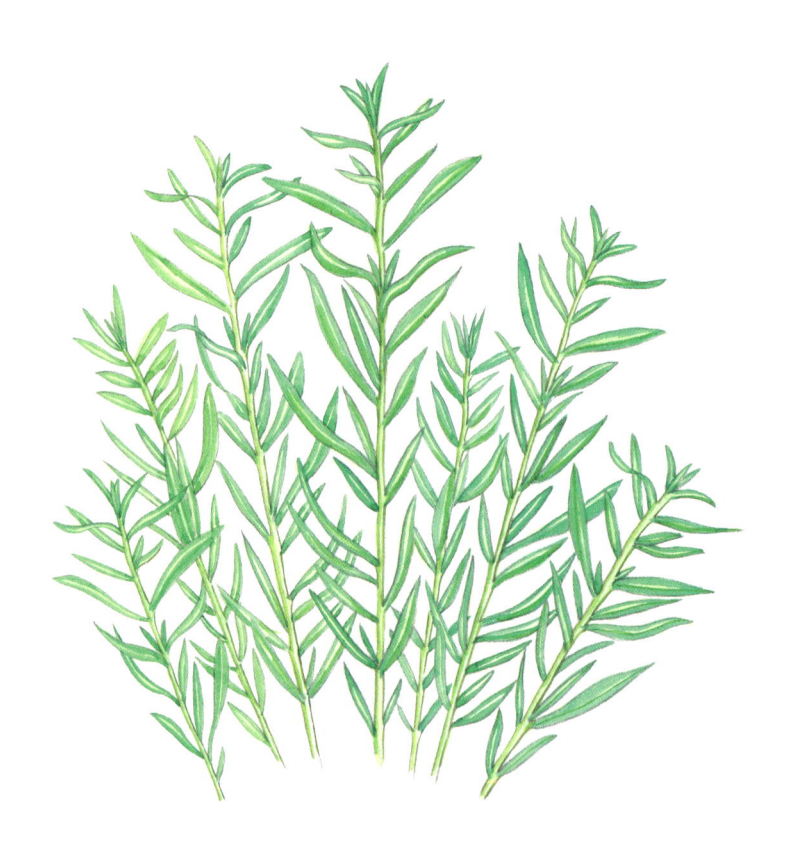

小さな龍を意味する言葉が語源とされているが、葉が龍の牙に似ていることからきている。青臭さと甘さの中に、ピリっと刺激もある個性的な芳香を持つ。フランス料理には欠かせない存在で、ソースに多用される。乾燥させると風味が弱くなるので、生のものがおすすめ。ロシアンタラゴンという種類もあるが香りが弱く、料理には向かない。乾燥した場所を好み寒さにも強いが、高温多湿に弱いので梅雨の時期の栽培には注意が必要。

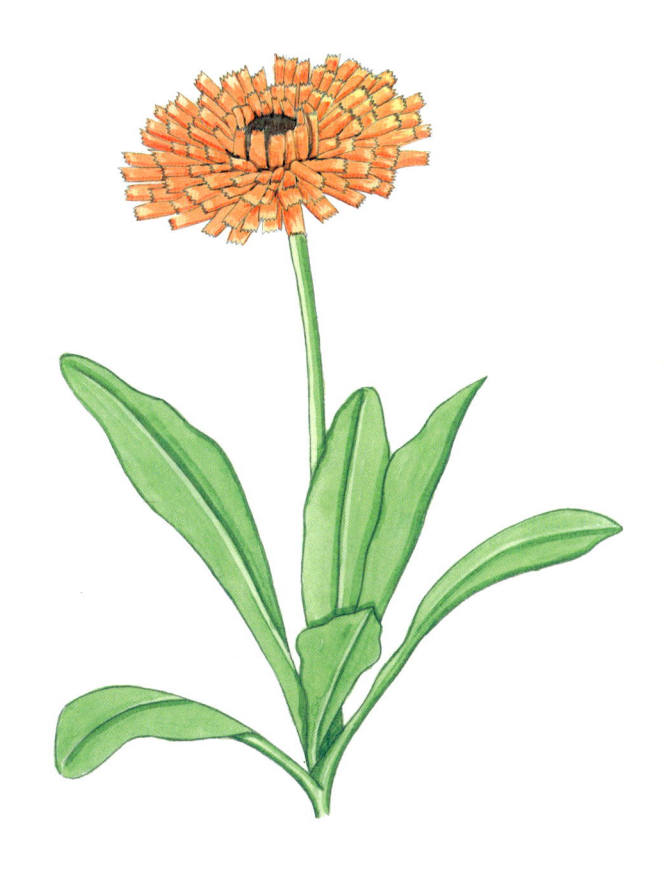

ポットマリーゴールド　キク科　1年草　30〜60cm

日本ではキンセンカの名で、お彼岸に供える花として親しまれている。カレンダーの語源で、月のはじまりを意味するカレンデュラの名も持つ。寒さに強く、長い期間どの月のはじめにも咲いていることからつけられた。肌の様々な症状を治癒し美しくする効果に優れ、花弁にお湯を注いだエキスは化粧水、入浴剤、石けんと幅広く利用される。そのままサラダに加えたり、お茶にすれば、ほのかな甘味とともに美しいオレンジや黄色が楽しめる。

ボリジ　　ムラサキ科　1年草　30〜100cm

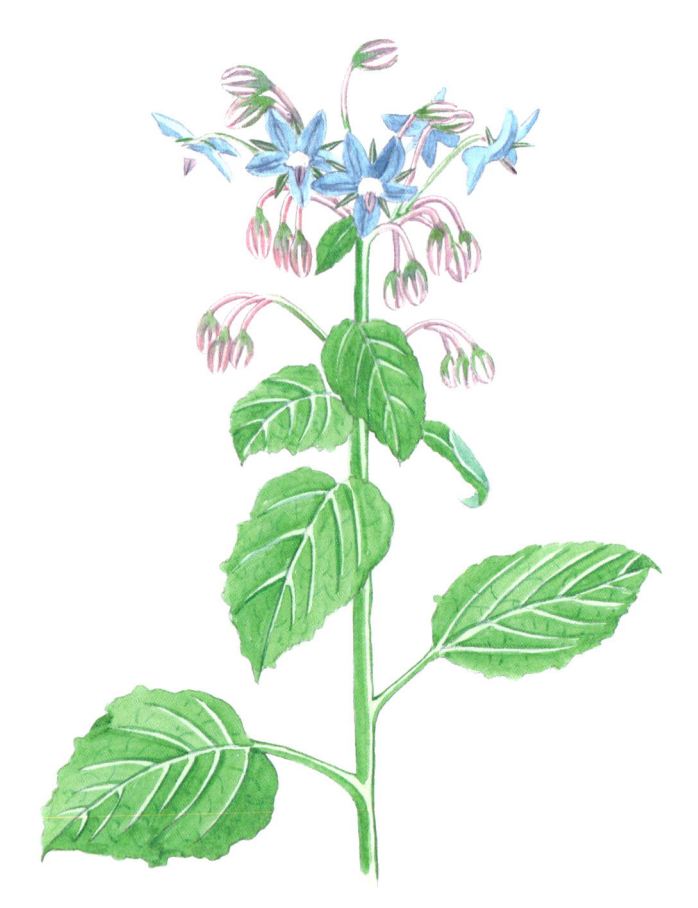

春から初夏にかけて青紫色の美しい星形の花を咲かせることから、スターフラワーとも呼ばれる。洋菓子を華やかに彩る砂糖菓子に使われ、白ワインに浮かべると紫からピンクに変色する姿が楽しめる。花のシロップは薬用として咳止めに利用され、葉は美肌効果が高く入浴剤に活用される。抗うつ作用もあり、心にも働いてくれる。葉と茎は細かい毛に覆われていてキュウリのような風味があり、若葉は生のままサラダにしても芳しい。

ミツバ　セリ科　多年草　30～60cm

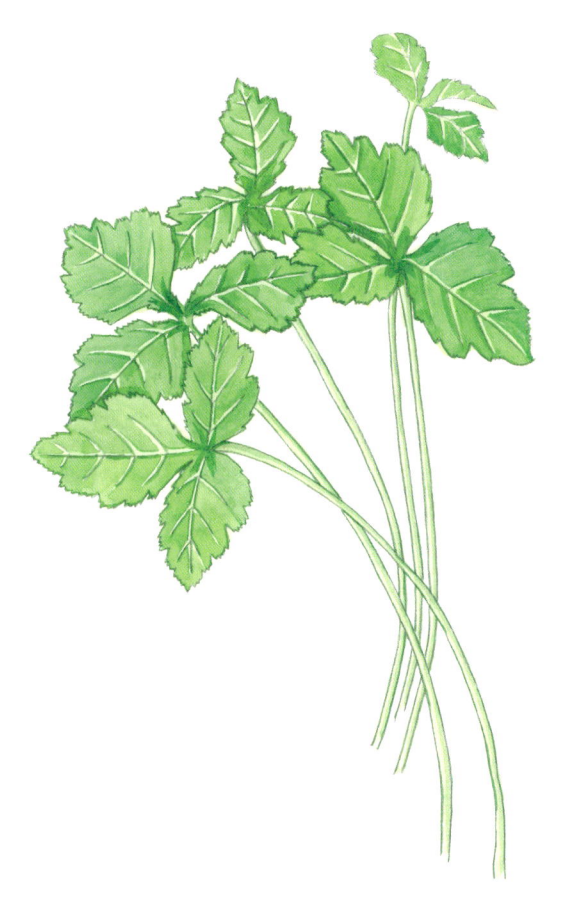

3つにわかれた葉を持つことから、この名がつけられた。日本原産の植物で、全国各地の山野に自生していたが、江戸時代からは食用に栽培されるようになった。新陳代謝を高め肌に潤いを与えてくれるほか、消化促進、食欲増進にも効果を発揮する。ミツバには栽培方法が異なる3つの種類がある。茎が細く緑のものがイトミツバ。茎が白いものはキリミツバ。ネミツバは根も食べることができ、きんぴらにするとおいしい。

ミョウガ　ショウガ科　多年草　50〜100cm

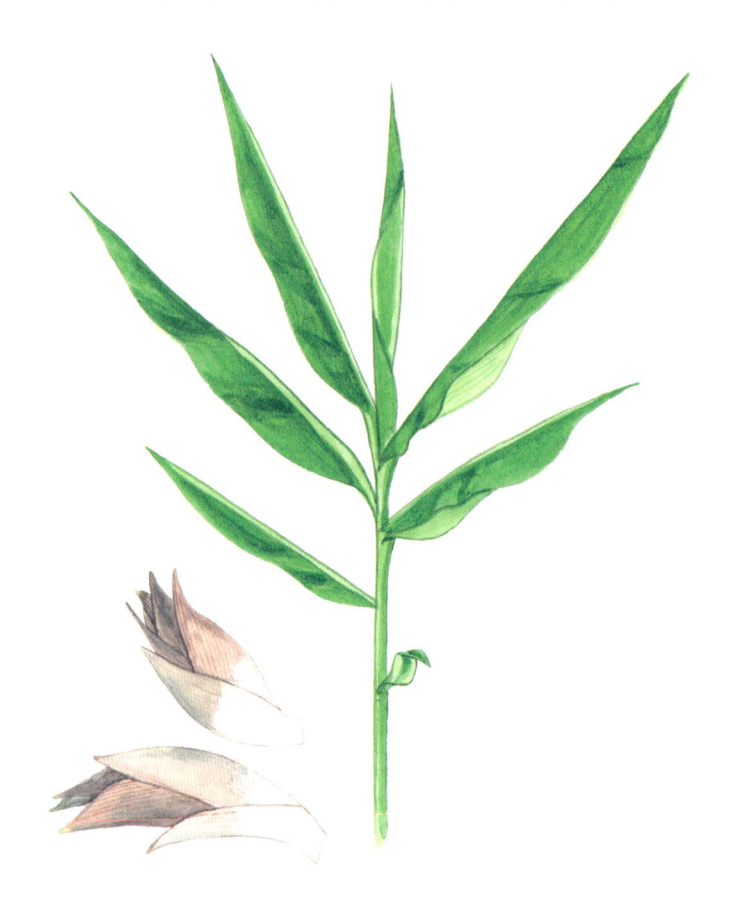

夏から秋にかけて赤紫の花穂をつけるが、ここが食用に利用される。開花前のつぼみが重なったものを食べるため、花ミョウガと呼ばれる。さわやかな辛みは食欲増進、消化促進の働きがあり、食欲が落ちる夏場のそうめんや冷や奴の薬味をはじめ、様々な料理に活用される。血行促進作用もあり、葉は入浴剤として利用される。日陰の湿った場所を好み、一度植えてしまえばあまり手をかけなくても毎年のように芽を出してくれる。

ミント　　シソ科　多年草　30〜100cm

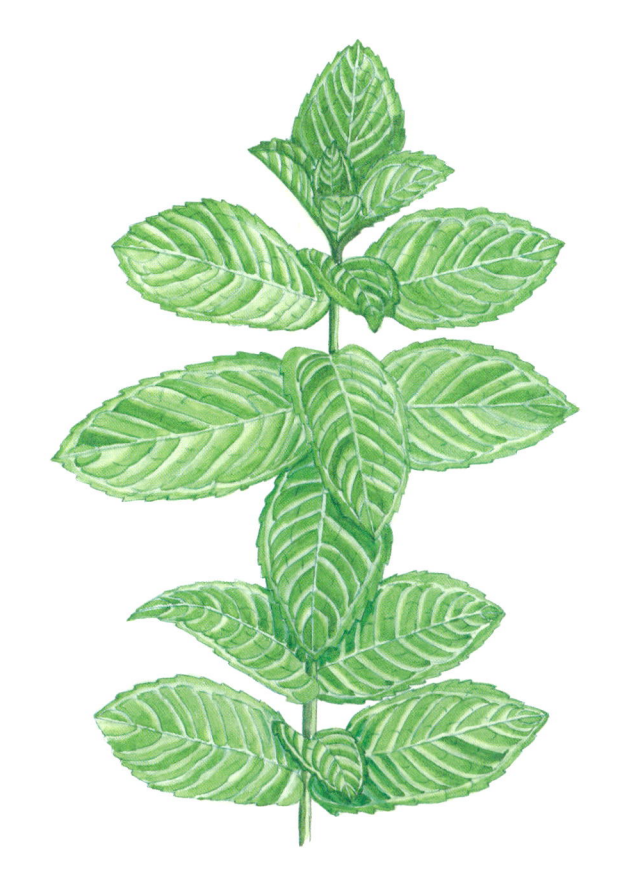

葉に強い清涼感があり、日本でもハッカの名でおなじみ。アップル、ジンジャー、グレープフルーツ、パイナップルなど種々な香りがある。代表的なハーブ種は、ヨーロッパ原産で香りの強いペーパーミント。大腸菌にも効果を発揮するほど高い殺菌力を持っている。刺激が強めなので、お茶やデザートのつけ合わせに使うのがいい。料理にはほどよい爽快感のスペアミントがおすすめ。ニホンハッカはメントールが強力で、漢方薬に利用されるほど。

ヤロウ　キク科　多年草　50〜100cm

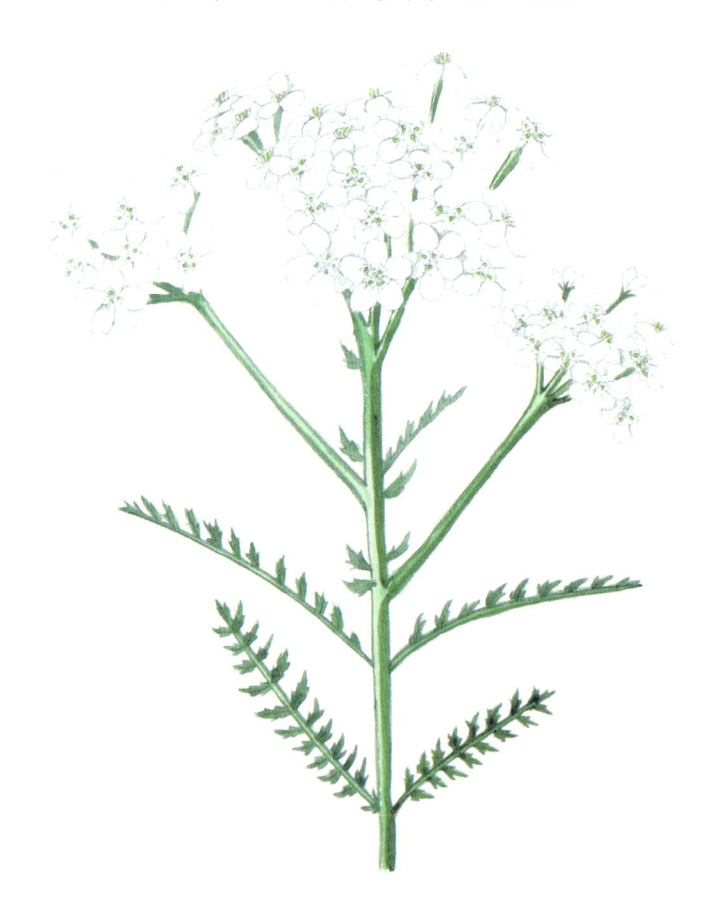

葉先がのこぎりの歯のように細かく裂けており、和名はセイヨウノコギリソウという。千枚の葉を意味するミルフォイルとも呼ばれる。止血作用があり、学名のアキレアはギリシャ神話で英雄アキレスが兵士の傷をヤロウで治したことに由来している。暑さ、寒さ、害虫に強く繁殖力も高い上、植物の病気を治す力があり、益虫も呼び寄せる。可憐な花をたくさん、長期間咲かせるため、切り花やドライフラワーとしても親しまれている。

ヨモギ　キク科　多年草　50〜100cm

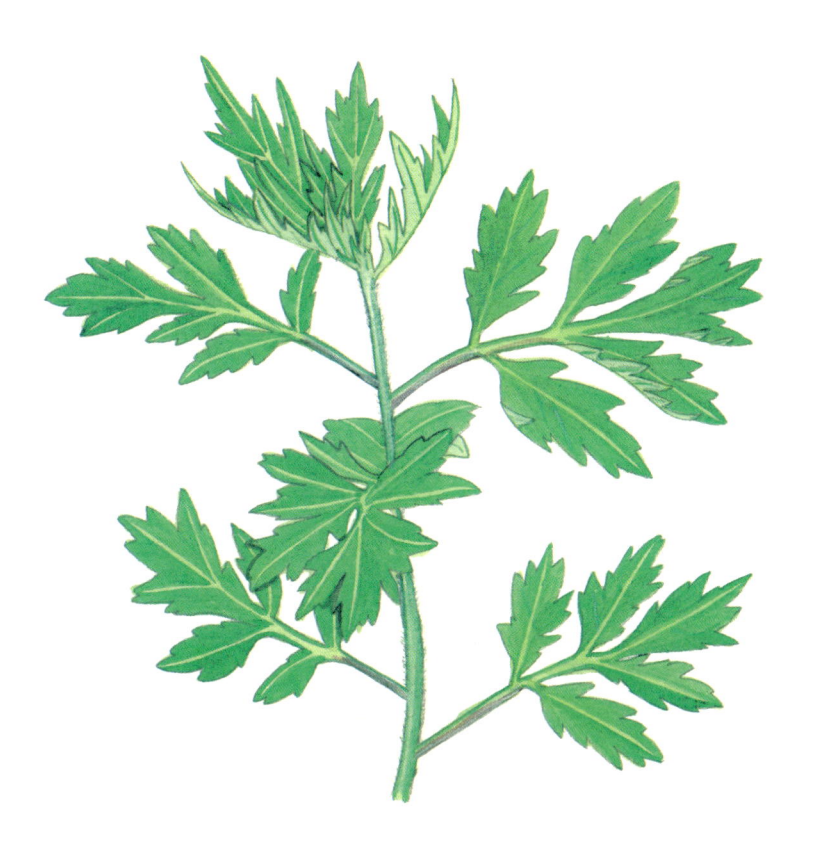

草餅の材料として知られているが、食用以外にも様々に使われ、お灸のもぐさもヨモギを原料としている。春頃の若い芽を食用に使うが、茹でて冷凍しておけば年中利用できる。煎ったものはヨモギ茶に、天ぷらやゴマ和え、おひたしにしてもおいしい。大きくなった葉は食用には向かないが、入浴剤やローションとして利用できる。肌荒れ、冷え、貧血の改善作用など女性にうれしい効能がたくさんあり、ハーブの女王とも呼ばれている。

ラベンダー　シソ科　常緑低木　30〜100cm

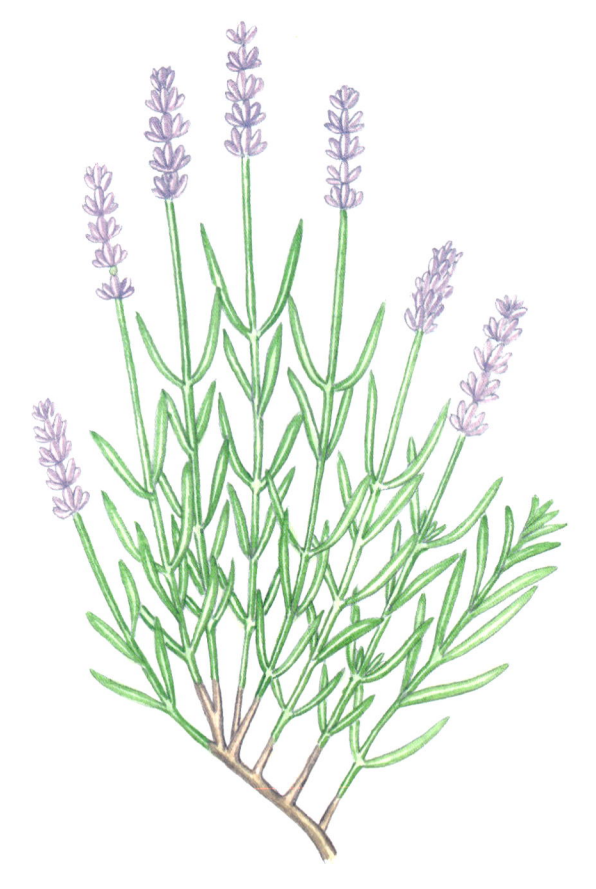

甘くさわやかな芳香で、香料のほか、お茶、薬用、美容など幅広く利用されている。リラックス、安眠効果が高くアロマテラピーで最も利用されるハーブのひとつ。地中海の乾燥した地域の原産で、日本でも湿度の低い北海道が産地として有名。たくさんの種類があるが、香気と効能が高いイングリッシュラベンダー、フレンチラベンダーがハーブの代表種。収穫する位置、時間で香りが変わるので、同じ産地のものでも様々な香りが楽しめる。

ルバーブ　タデ科　多年草　80〜100cm

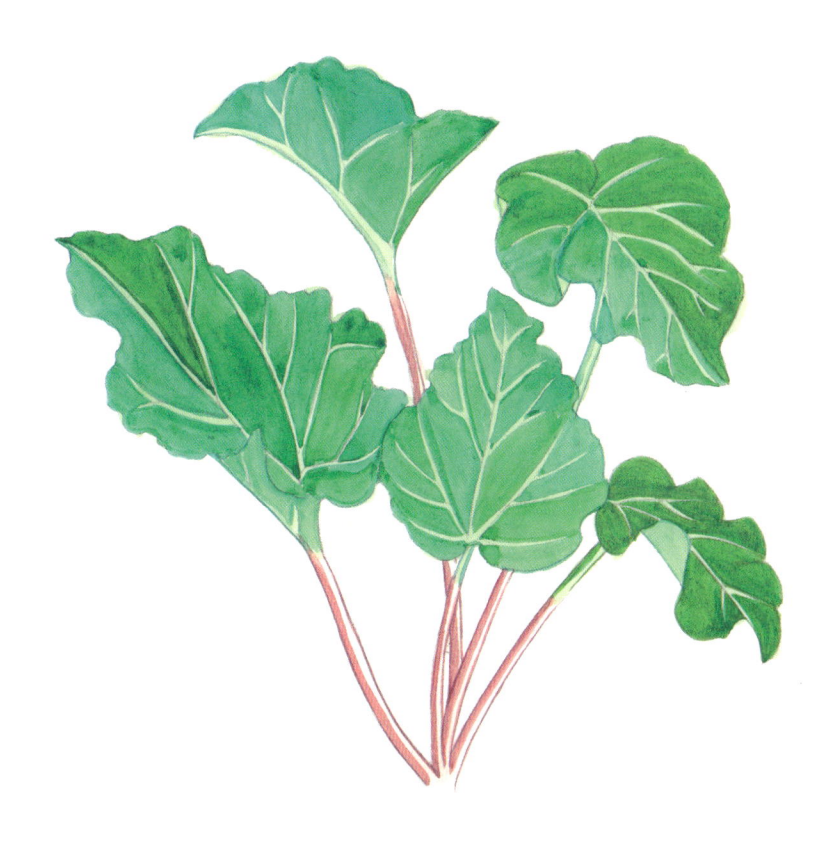

　勢いよく生えた緑の葉と、根元から伸びた太い柄の深紅の対比が美しい。2メートルまでに成長することもあるため畑での栽培が適しているが、プランターでも育てることができる。日本ではあまり馴染みがないが、ヨーロッパでは人気の定番野菜。柄は甘酸っぱい風味で、ジャムやデザートによく使われる。食物繊維が豊富で便秘改善に効果が高く、肌にもいい。葉はシュウ酸を含んでいるため食用には向かないが、染料に利用される。

47

レモングラス　　イネ科　多年草　50〜150cm

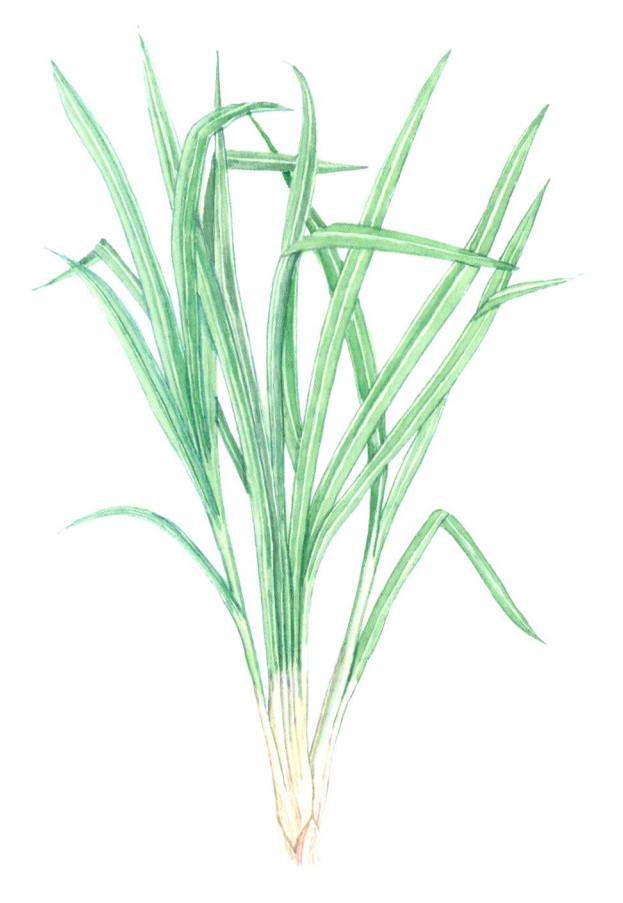

ススキによく似た葉にはレモンのような香りがあり、エスニック料理の香りづけに使われる。タイ料理のトムヤムクンに欠かせないハーブで、独特の風味はレモングラスによるもの。柑橘類の香りはすぐに抜けてしまうため、加工食品のレモンの香りの多くはレモングラスでつけられている。本物よりもレモンらしいといわれるその香りは、心を穏やかにしてくれる。生でも乾燥でも、甘く清々しい香りが楽しめ、精油は虫除けにも利用される。

レモンバーベナ　クマツヅラ科　落葉低木　60〜150cm

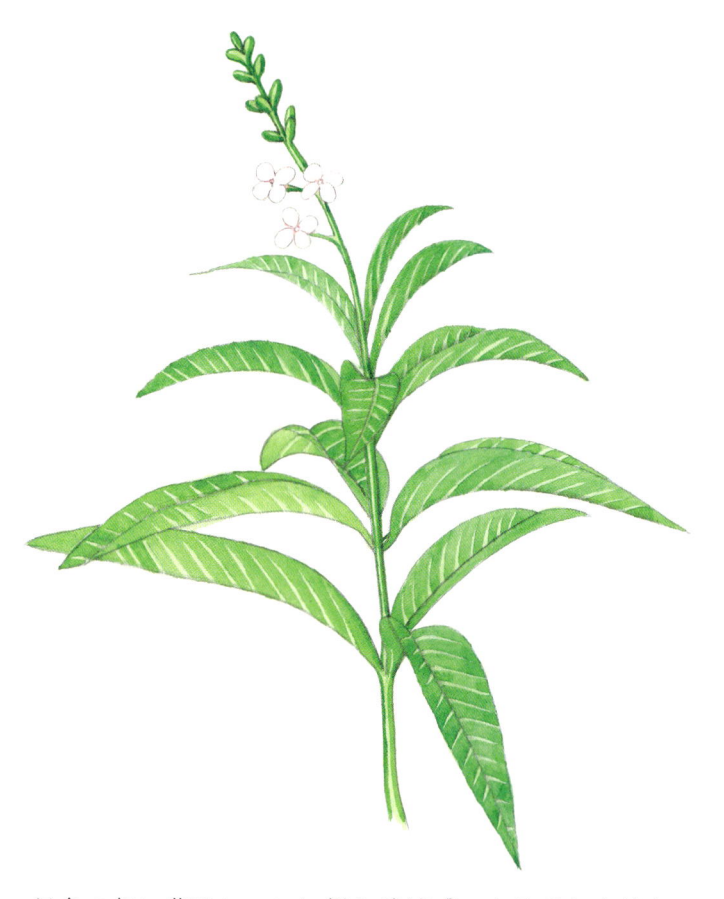

緑色の細い葉はレモンに似た清涼感のある香りを持ち、日本では香水木、防臭木とも呼ばれる。レモンバーベナのお茶はハーブティーの女王ともいわれ、フランスではカフェの定番メニューになっているほどの人気ぶり。お茶にしなくても、葉を摘んで生のまま水の中に入れるだけでレモンの香りが十分に楽しめる。夏に低木の枝先に白い小花を咲かせるが、開花中は特に葉の香りがよくなるので、この間に葉を摘んで乾燥保存しておくといい。

レモンバーム　　シソ科　多年草　50〜70cm

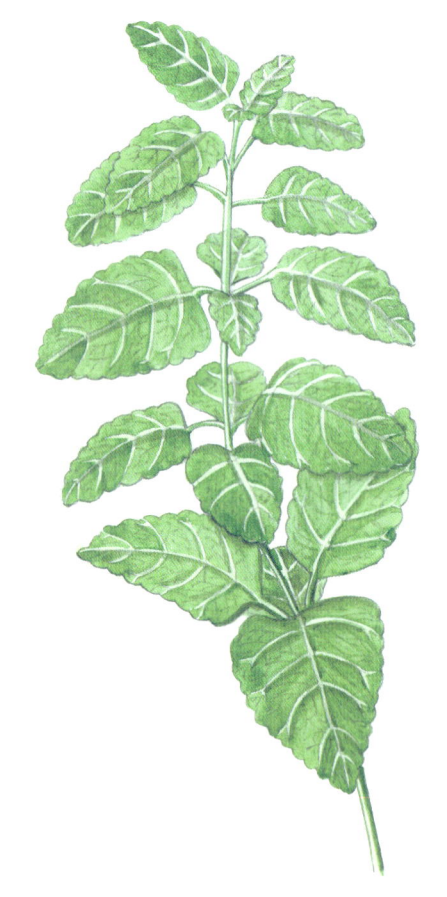

ミツバチがこの花を好むことから、中世の時代にはハチミツを収穫するために育てられていた。ラテン語でミツバチを意味するメリッサの名も持っている。リラックス作用があり脳の活性効果が高く、風邪や頭痛にもよいことから、長寿のハーブ、若返りのハーブとも呼ばれる。食用にも利用できるが、花が咲くと葉が固くなってしまうので、開花前に収穫して冷凍保存しておく。乾燥すると香りが抜けてしまうので、生のものを使う。

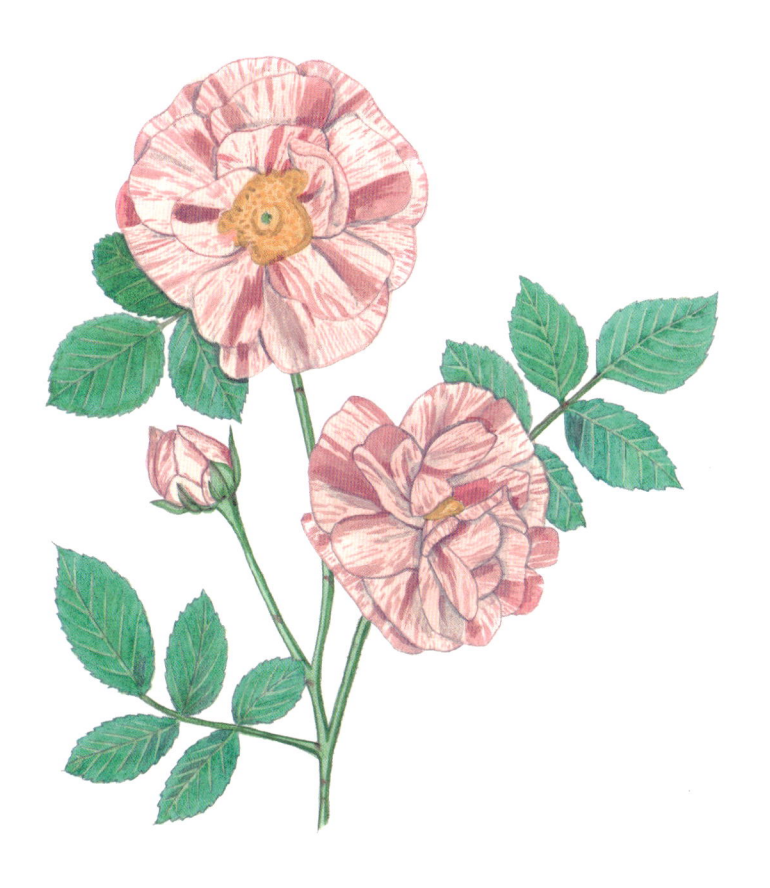

ローズ　　バラ科　低木・蔓性　50〜150cm（蔓性300〜500cm）

古くから人々に愛されてきた植物で、ローマ人は花びらを風呂に入れて楽しんだり、料理や美容に利用していた。種類、品種が多く、2万種以上もある。ハーブとして利用価値が高いのは、オールドローズと呼ばれる古くから栽培されているもの。ガリカ、ダマスク、ハマナス、ドッグなどの種類が薬用としてよく利用される。果実はローズヒップと呼ばれる。特にハマナスローズ、ドッグローズの実はビタミン、ミネラルが豊富で、美容効果が高い。

ローズマリー　　シソ科　常緑低木　40〜150cm

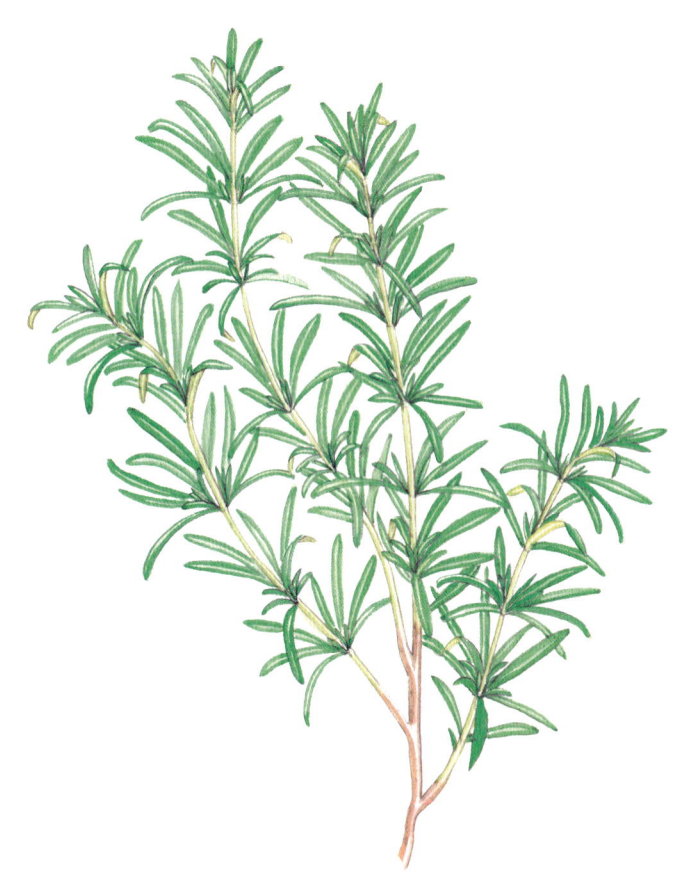

悪いものから守ってくれる神秘的な力があるといわれ、昔から教会の庭に植えられていた。優れた薬効を持ち、強い芳香は若返り、老化防止に働く。14世紀のこと、ハンガリー王妃エリザベートは病に悩んでいたが、ローズマリーの化粧水で健康と美しさを取り戻し、ずっと年下のポーランド王子から求婚されたという逸話が残っている。この話から、ローズマリーの化粧水はハンガリー王妃の水と呼ばれ、若返りの水ともいわれている。

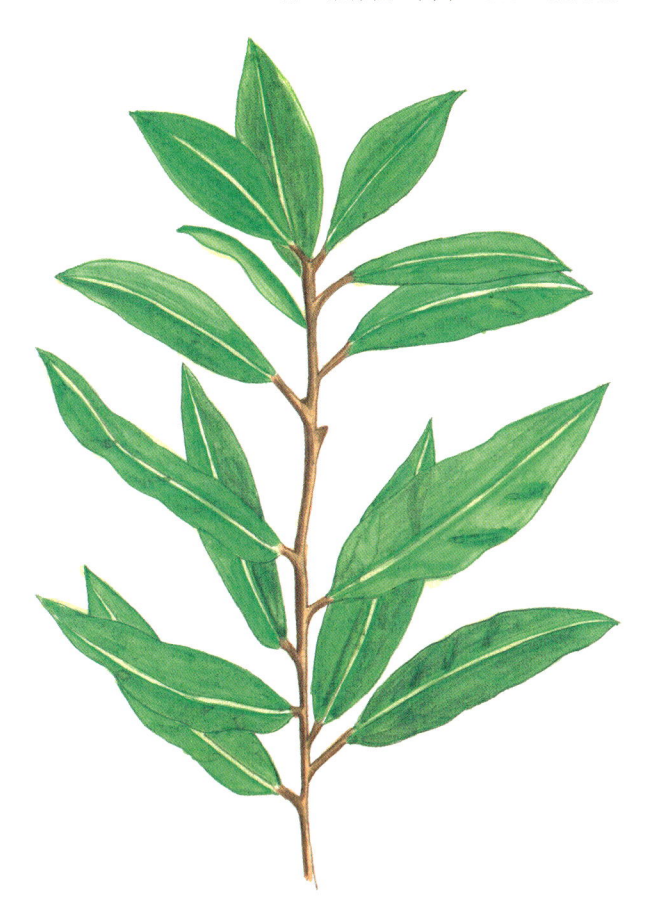

ローレル　　クスノキ科　常緑低〜高木　200〜1200cm

ローリエとも呼ばれ、ゲッケイジュの名でよく知られている。古代ローマ時代から英雄の象徴とされ、戦いの勝者にローレルの王冠が贈られた。その風習は現代にも引き継がれ、マラソン大会で優勝者を讃える冠に使われる。大きいものは10メートル以上に成長するが、定期的に剪定をすれば鉢植えでも育てられる。葉には甘い香りがあり、煮込み料理によく使われる。採ってすぐのものは少し青臭さがあるので乾燥させて、新鮮なうちに利用する。

ロケット　　アブラナ科　1年草　60〜100cm

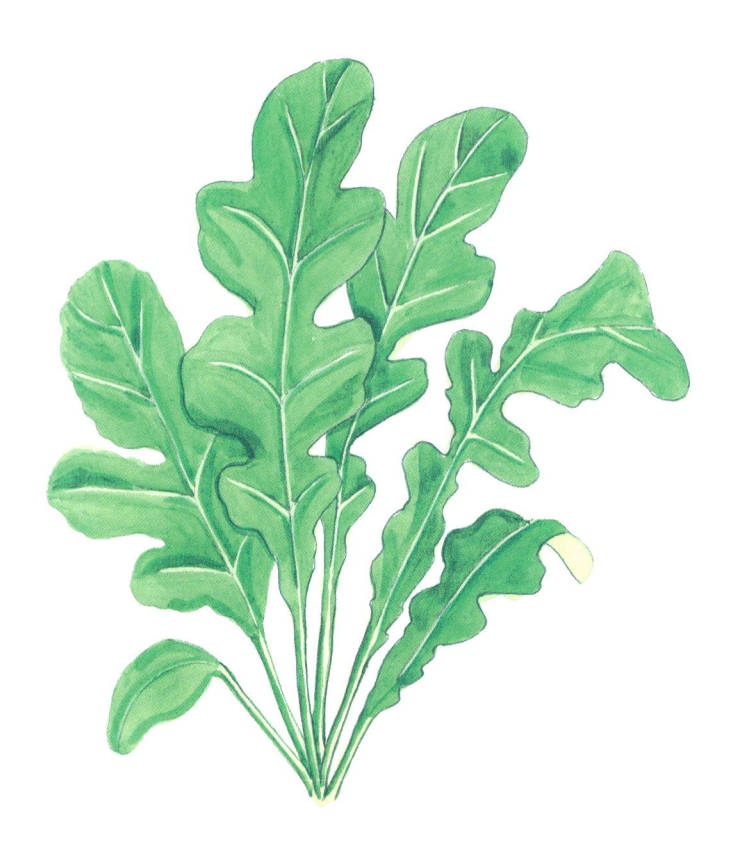

イタリア料理には欠かせないハーブで、イタリア名のルッコラで呼ばれることが多い。日本で利用されるようになったのは近年だが、古代ギリシャ、ローマ時代から食用として栽培されていた。さわやかな辛味と苦味、ゴマのような香ばしい風味がある。春から初夏にかけて黄白色に紫の脈がある十文字の花を咲かせるが、葉と同じくゴマに似た香りがする。美容効果が高く、クレオパトラが美しさを保つために食べていたといわれている。

ワイルドストロベリー　　バラ科　多年草　20〜30cm

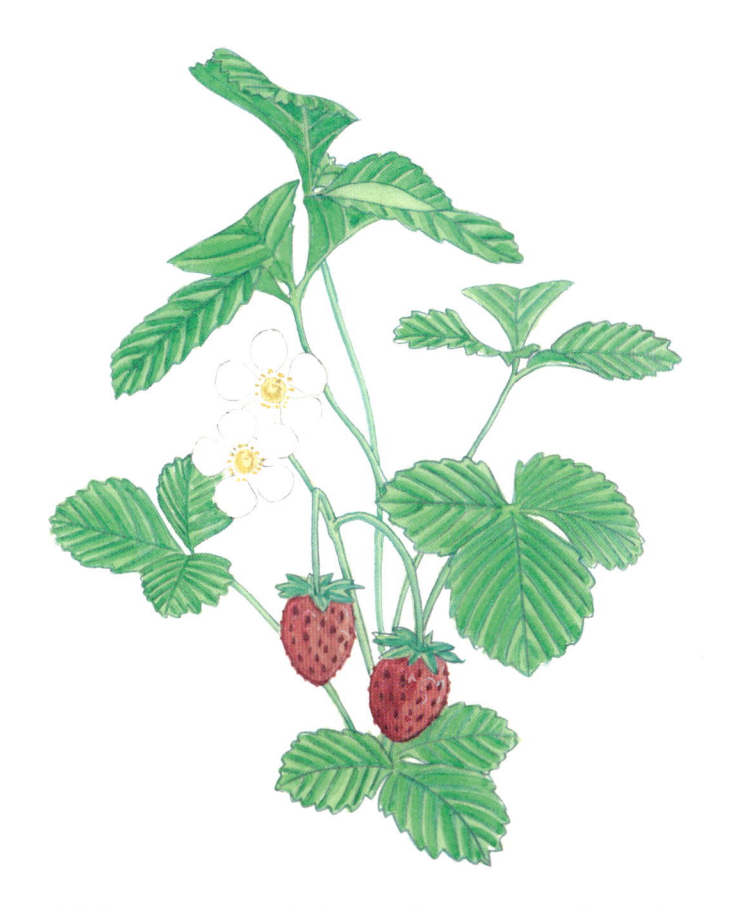

現在普及しているイチゴの元となったオランダイチゴが開発されるまでは、こちらが食用として栽培されていた。北海道でも野生化したものが自生しており、エゾヘビイチゴの名前がついているが、ヘビイチゴとは別の種類。ヨーロッパでは幸運と愛情を運んでくる縁起のいい植物とされている。ジャムやお菓子、リキュールなどの食用はもちろん、顔のシミやそばかすを薄くする美白効果に優れ、パックにも利用される。

ハーブの絵本

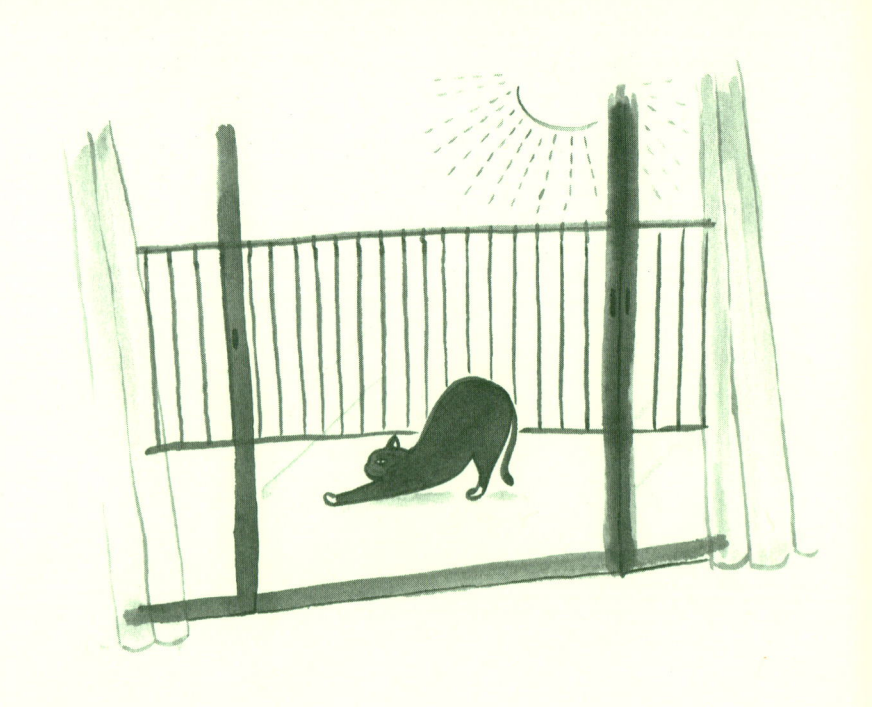

心地いい風が通り抜ける、新しい私の部屋。
猫は朝から日なたのベランダで、
気持ちよさそうに、のんびりごろごろ。

優しい日が差し込む、ちょうどいい広さの
ベランダがあるんだから、緑でも育ててみようかな。

せっかくだから、食べられるものにしたいけれど、
家庭菜園はちょっと大変そう。

そういえば、友だちの家で飲んだハーブティー、
ベランダで育てたミントでいれてくれたんだった。
ミントは虫除けにもなるっていってたな。

そうだ、いろんなことに使えるハーブを育ててみよう。
ところで、ハーブってなんだろう。

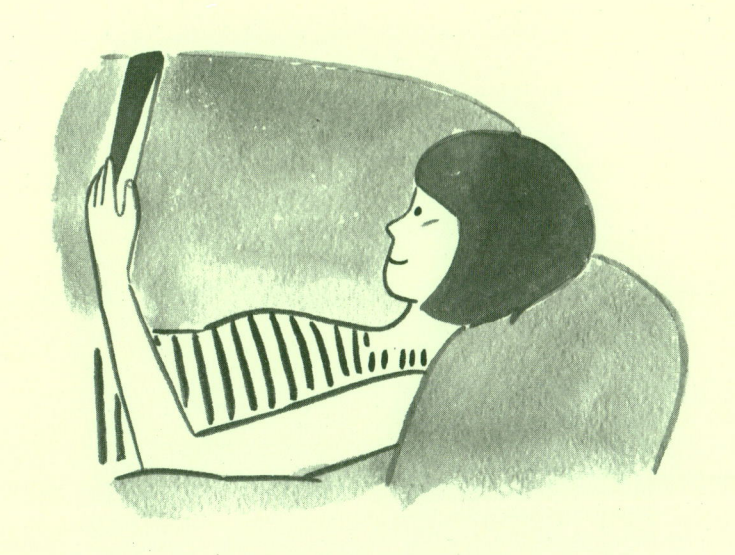

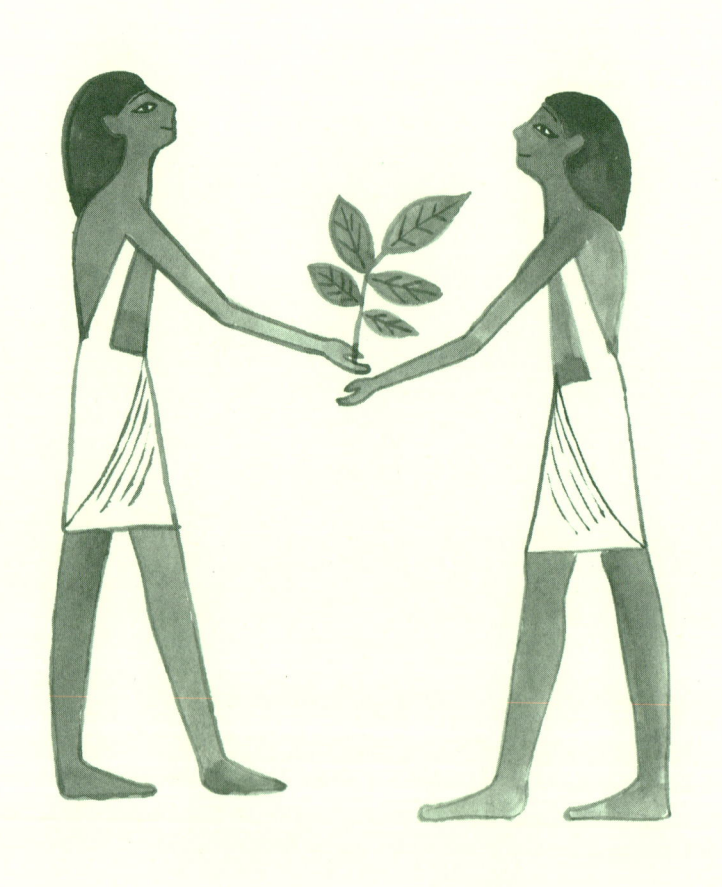

ハーブってよく耳にするけど、
そういう種類があるわけではない。
ラテン語で薬草を意味するエルバ(Herba)が語源。
簡単にいうと、日々の暮らしに役立つ植物のこと。

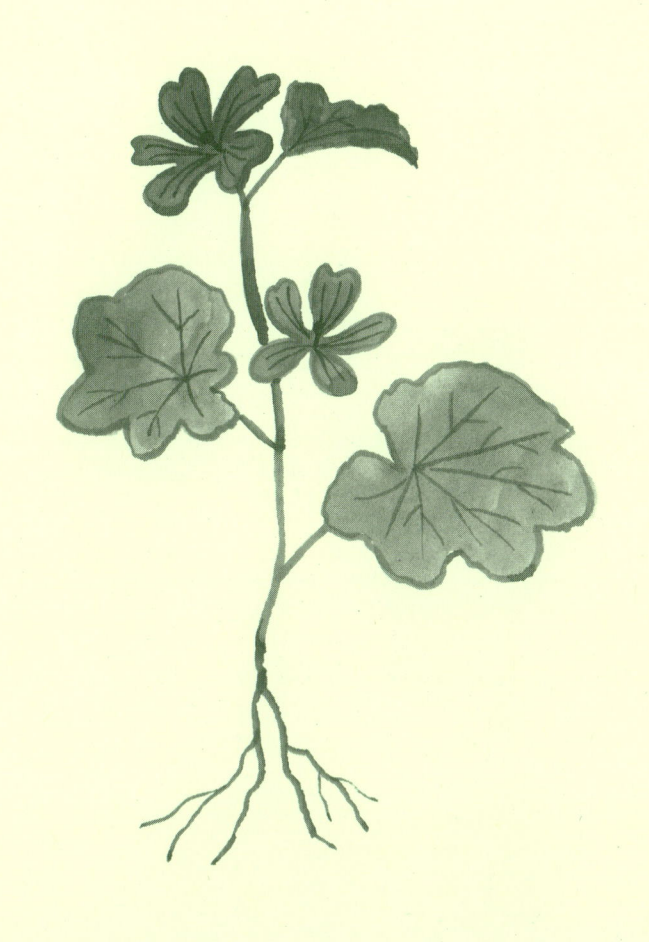

あたたかく乾いた地中海沿岸が原産のものが多くて、
古代エジプト時代には食用、薬用、美容に使われていた。
ミイラを作るときも、防腐剤として欠かせなかった。
葉や花、茎や根だけでなく樹皮に効能を持つ種類もある。

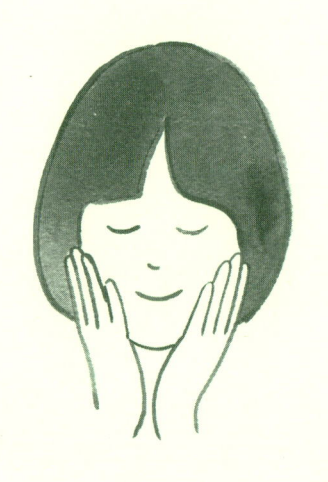

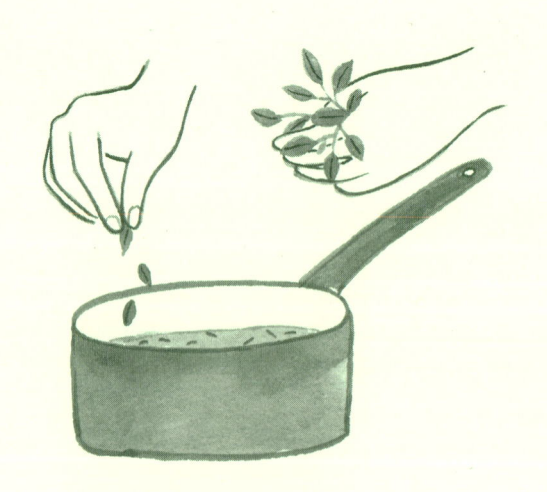

昔からハーブは、世界中の人々の毎日を豊かにしてきた。
料理に使えばおいしく、美容に活用すれば美しくなれる。

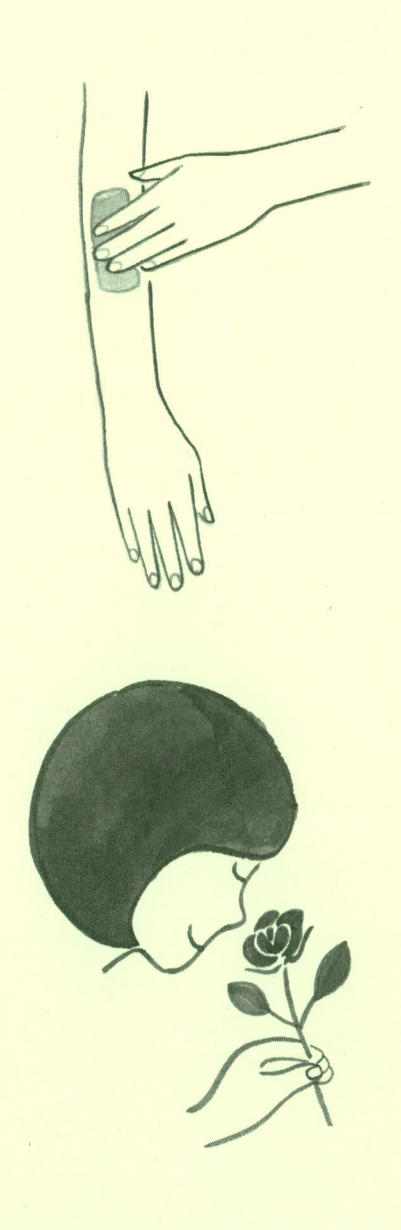

そして、体と心を元気にしてくれる。
私たちに幸せを運んでくれる植物、それがハーブなんだ。

ハーブは、体と心にいろいろと働いてくれる。

◎風邪をひいたとき
アニス、コモンセージ、コモンタイム、コモンマロウ、
ジャーマンカモミール、ショウガ、スイートバイオレット、
チャイブ、ポットマリーゴールド、ミント、
ヤロウ、レモンバーベナ、レモンバーム、ローズマリー

◎のどが痛いとき
オレガノ、コモンタイム、コモンマロウ、シソ、
ジャーマンカモミール

◎花粉症に
コモンタイム、コモンマロウ、
ジャーマンカモミール、フィーバーフュー、
ミント、ラベンダー、レモンバーム、
ローズ、ローズマリー

◎胃腸の調子が悪いとき
アニス、オレガノ、キャラウェイ、
コモンセージ、コモンタイム、コリアンダー、
ジャーマンカモミール、ショウガ、
スイートバジル、チャービル、チャイブ、
ディル、フェンネル、フレンチタラゴン、
ポットマリーゴールド、ミント、レモングラス、ロケット

◎食欲がないとき
アニス、カレープラント、コモンセージ、コモンタイム、
コリアンダー、サンショウ、シソ、ショウガ、
スイートバジル、スイートマジョラム、ダンデライオン、
チャイブ、ナスタチウム、ミント、ヤロウ、レモングラス、
レモンバーム、ロケット

うれしい効用と、その効能を持つ種類をほんの少し。

◎リラックスしたいとき
オレガノ、コモンセージ、ジャーマンカモミール、ジャスミン、スイートバジル、スイートマジョラム、センテッドゼラニウム、ミント、ラベンダー、レモンバーベナ、レモンバーム

◎体が疲れたとき
コモンセージ、スイートマジョラム、フィーバーフュー、ミント、ラベンダー、ローズヒップ、ローズマリー

◎二日酔いに
コモンタイム、ジャーマンカモミール、スイートバイオレット、ダンデライオン、フェンネル、ミント、ローズ

◎傷、やけどに
オレガノ、コモンセージ、コモンタイム、サラダバーネット、ポットマリーゴールド、ミント、ヤロウ、ラベンダー、ローズマリー

◎防虫に
コモンセージ、コモンタイム、ジャーマンカモミール、スイートバジル、フィーバーフュー、ポットマリーゴールド、ラベンダー、レモングラス、ローズマリー

◎貧血のとき
コモンタイム、シソ、ジャーマンカモミール、チャービル、チャイブ、ナスタチウム、ポットマリーゴールド、ミント、ヨモギ、レモングラス、ワイルドストロベリー

◎美肌のために
コモンセージ、コモンマロウ、ジャーマンカモミール、ダンデライオン、ポットマリーゴールド、ミツバ、ヤロウ、レモンバーム、ローズ、ローズマリー、ワイルドストロベリー

◎ダイエットに
コモンセージ、ジャスミン、シソ、ショウガ、ステビア、ダンデライオン、ドクダミ、フェンネル、ミント、レモングラス、ローズマリー、ワイルドストロベリー

◎生理痛、生理不順のとき
コモンセージ、ジャーマンカモミール、スイートマジョラム、フィーバーフュー、フェンネル、ポットマリーゴールド、ヤロウ、レモンバーム、ローズヒップ
＊妊娠中は使用を避けること

◎むくみに
イタリアンパセリ、コモンセージ、コモンマロウ、ジャーマンカモミール、スイートバイオレット、スイートマジョラム、ダンデライオン、ドクダミ、フェンネル、ボリジ、ミント、ラベンダー

◎眠れないとき
キャットニップ、コモンセージ、コモンタイム、ジャーマンカモミール、ジャスミン、スイートバイオレット、スイートバジル、ディル、ミント、ラベンダー、レモンバーム、ローズ

◎心が疲れたとき
ジャーマンカモミール、ジャスミン、スイートバジル、センテッドゼラニウム、ミント、ラベンダー、レモンバーム、ローズマリー

◎血行をよく
コモンセージ、ショウガ、スイートバイオレット、ダンデライオン、フェンネル、ミント、ローズマリー、ワイルドストロベリー

◎便秘のとき
アニス、コモンマロウ、ジャーマンカモミール、ダンデライオン、ドクダミ、フェンネル、ミント、ローズ

◎冷え症に
コモンセージ、シソ、ジャーマンカモミール、ショウガ、ダンデライオン、ドクダミ、フィーバーフュー、ヤロウ、ヨモギ、ローズマリー

ハーブを育ててみよう。まずは、準備するものから。

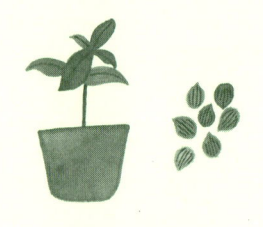

苗や種

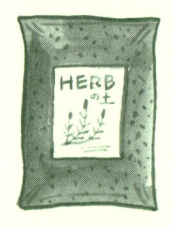

ハーブの土

専用に配合された土があるので
最初はそれを利用すると簡単

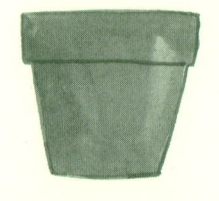

鉢やプランター

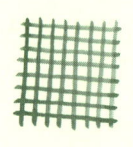

鉢底ネット

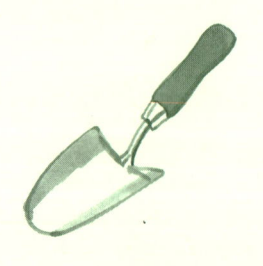

シャベル

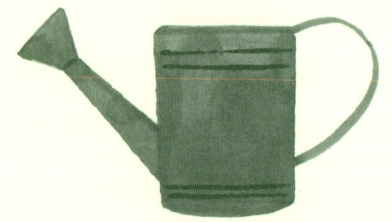

ジョーロ

大きくなったときのことを考えながら、
ベランダや庭に合うお気に入りを見つけよう。
楽しく育てるためには、自分の好みのハーブを選び
愛着のわく道具をそろえることが大切。

種から育てることももちろんできるが、
まずは簡単な苗からはじめてみよう。

◎苗の植えつけ

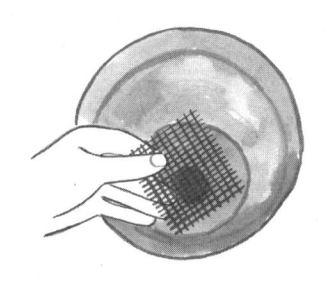

容器に鉢底ネットを敷き、底が見えなくなるまで土を入れる。

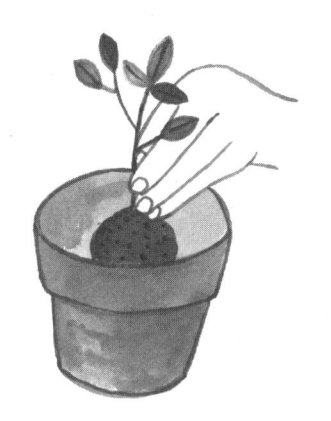

苗を取り出し容器に入れてみて、どれくらいの土が必要かを確認する。目安は容器のふちから土の表面まで数センチ。苗がちょうどよくおさまるように土を足していく。いい高さになったら苗を真ん中に入れて、隙間ができないように苗のまわりに土を入れる。

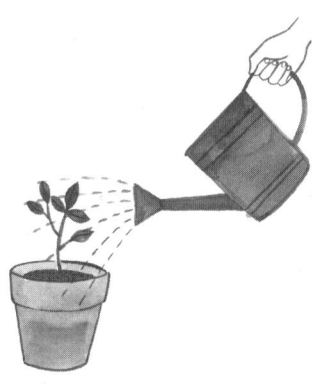

容器の底から水が流れ出すまでたっぷりの水をやる。やや日陰の場所に3〜4日ほどおき、その後日当たりと風通しのいい場所にうつす。土の表面が乾いたら、たっぷり水をやる。

苗から植え替えると、元気に育ってくれないものもある。
そんなハーブは、種からじっくり育てる。
種をまくのにいい季節は、春と秋。
特に、春に種をまくとすくすく育ってくれる。
ハーブにとっても、春ははじまりの季節なんだ。

◎種から育てるハーブ
アニス、イタリアンパセリ、コーンフラワー、
コリアンダー、シソ、ジャーマンカモミール、
スイートバジル、チャービル、ディル、ナスタチウム、
フェンネル、ポットマリーゴールド、ボリジ など

種まきには3つの方法がある。

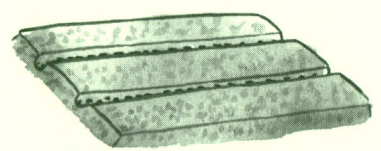

すじまき
土に溝を作って、線にそって種が重ならないようにまく。

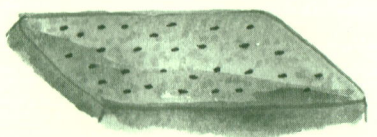

ばらまき
ふたつに折った紙に種をのせ、重ならないようにまく。

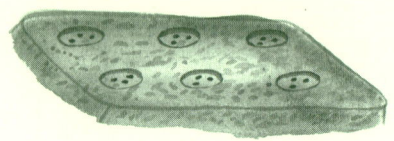

点まき
土に小さなくぼみを作って、そこに数粒ずつ種をまく。

芽が出たら形のよい元気なものを残して、間引きをする。
なんだかかわいそうと思うかもしれないけれど、
そのままだと養分を取り合い、うまく成長してくれない。
そして、ひとつひとつの葉にしっかりと日の光を当てて、
風通しをよくすることも大切。
元気なハーブを育てるために、ここは思い切って。

◎間引きのやり方

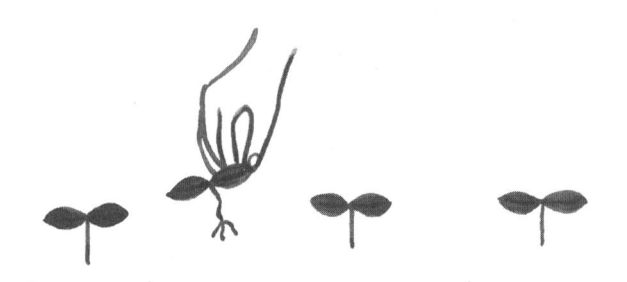

発芽して双葉が開いたら、葉が重なっているもの、生育のよくないものを引き抜き、すべての葉にしっかりと日が当たるようにする。小さなものはピンセットを使うと抜きやすい。

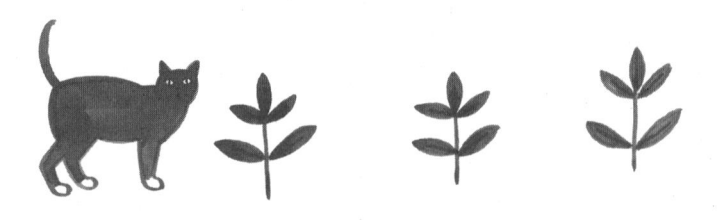

本葉が出てきたら、2回目の間引きをする。ほかより育ちのよい、しっかりとしたものを残す。本葉が5枚くらいになった頃に、3回目の間引きをする。隣との間隔が10cmくらいを目安に。ベビーリーフと呼ばれる頃なので、抜いた苗はサラダや料理の添えものに。

大きく育ったハーブの枝を切り、土に挿して育てる
挿し木をすれば、もっと簡単に増やすことができる。

◎挿し木のやり方

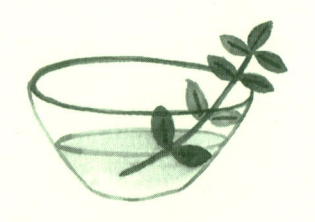

若い枝を10cmくらいの長さに切って、水につけておく。

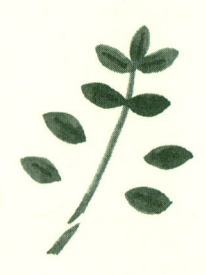

下の葉の半分を取り、筋の下で斜めに切る。

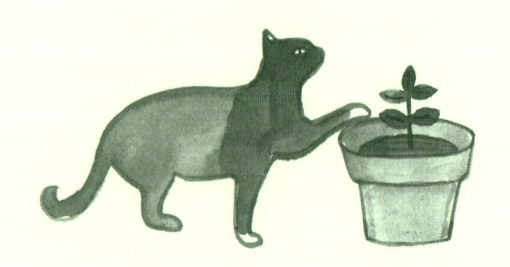

鉢に土を入れ、表面に穴をあけて枝をさす。土は肥料分がない清潔なものを使う。十分に水やりをして、風の当たらない半日陰の場所におく。土が乾かないように注意する。2週間くらいして根が育ってきたら、日当たりのいい場所にうつす。しっかり育ったら、大きい容器に植え替える。

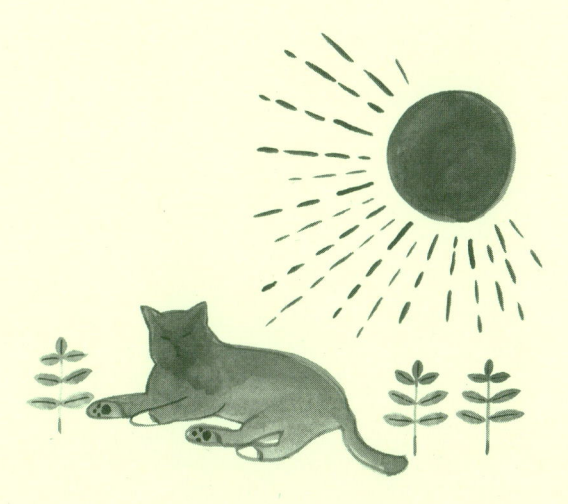

ハーブは日当たりと風通しのいい場所が大好き。
だから、水やりも土の表面が白くカラカラに乾いてから、
容器の底から水が流れ出るくらいたっぷりやるのがいい。
早く大きくしたいと、毎日水をあげるのは逆効果。
根がくさって枯れてしまう。ハーブも過保護はよくない。

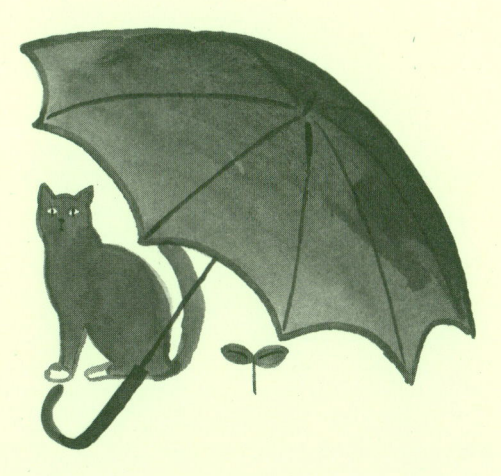

中には日陰が好きで、寒さや雨が大嫌いな種類もある。
でも、少しだけ手をかければ、すくすくと育ってくれる。

大きく元気に育ったら、いよいよ収穫。
花が咲く直前の朝早い時間に、香りと効能がよくなる。

◎葉、茎の収穫

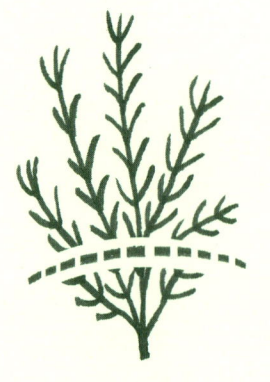

枝になっていて、新芽が節から出るものは枝ごと収穫する。そうすれば、下の節から新芽が伸びてくる。葉だけ取ると新しい枝がなかなか伸びない。
＊コモンタイム、スイートバジル、ミント、レモンバーム、ローズマリー など

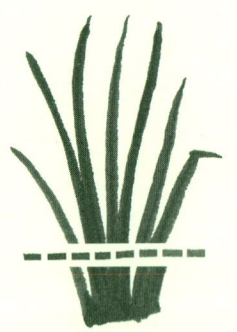

株元から新芽が出てくるものは、中央から新しい芽が出てくるので、外側の葉を地面近くのところから収穫する。
＊イタリアンパセリ、コリアンダー、チャービル、チャイブ、フェンネル、レモングラス、ロケット など

◎花の収穫

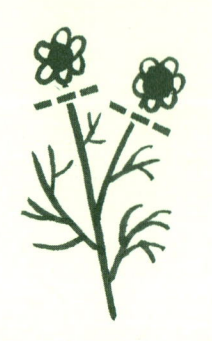

花首を手で切って、簡単に収穫できるものが多い。花弁が柔らかい花や小さな花は、はさみを使う。開花した直後の晴れた朝に摘むといい。

乾燥しても香りが変わらないものは、一番いい時期に収穫して保存しておけば、年中楽しむことができる。

◎乾燥保存の方法

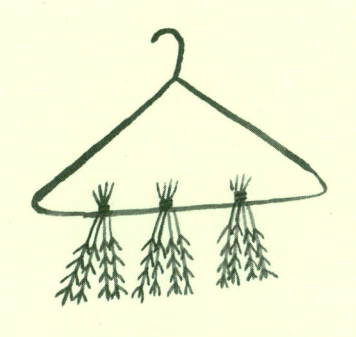

痛んだ葉を取った後さっと水洗いし、水気を切ったらすぐに乾燥させる。少量ずつ輪ゴムで茎の下を束ねたものを逆さにして、ハンガーなどに吊るし、風通しのいい、日の当たらない場所におく。

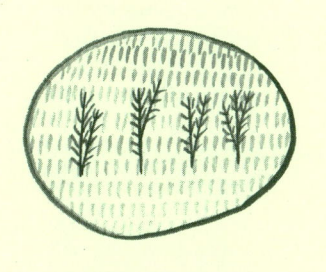

小さいものは、ざるや新聞紙の上において乾燥させる。ドライヤーや電子レンジを利用して短時間で乾燥させてもいい。

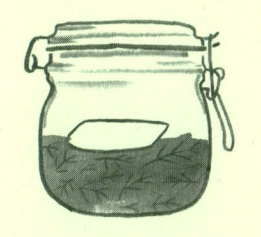

パリっとよく乾いたら、密封できる容器に乾燥剤と一緒に保管する。

乾燥させると香りが弱くなってしまうものは、ラップに包みジップロックに入れて冷凍庫で保存する。
＊冷凍保存するハーブ
イタリアンパセリ、オレガノ、フレンチタラゴン、ミント、レモンバーム、ローズマリー など

ハーブの一番の魅力は、おいしく食べて、
いい香りを楽しむだけで、美しく元気になれること。
育てたハーブで、今度は自分を育もう。

◎ ハーブティー

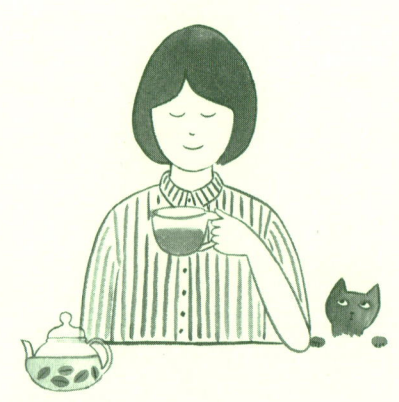

あたためたポットにドライハーブをティースプーン山盛り1
杯入れ熱湯180mlを注ぐ。ふたをして3〜5分でできあがり。
生のハーブを使うときは、ドライの3〜10倍をお好みで。

◎ ハーブビネガー

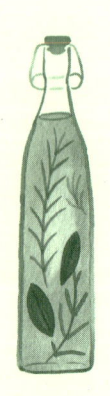

ハーブをよく洗い、水分を拭き取ったら、ワインビネガーを
入れた瓶に密封する。ときどきふりながらあたたかい場所に
2〜3週間おく。ハーブをこして、乾いた清潔な瓶にうつす。

◎ピクルス

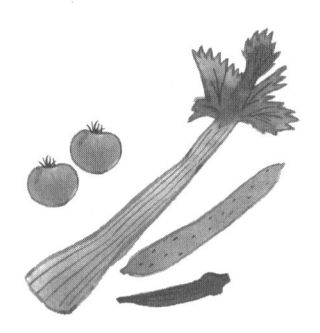

キュウリ、トマト、オクラ、セロリ、パプリカなど好みの野菜を洗い、適当な長さに切り、種などを取る。軽く塩もみし、15分くらいおき水気を拭き取る。

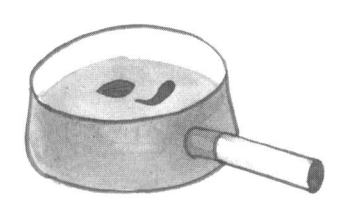

ピクルス液の材料を入れひと煮立ちさせ、火を止め冷ます。
＊ピクルス液の材料：ワインビネガー200ml、水100ml、白ワイン100ml、砂糖大さじ3、塩小さじ1/2、粒こしょう小さじ1/2、コリアンダーシード小さじ1、赤唐辛子（種を取る）1本、ローレル1枚

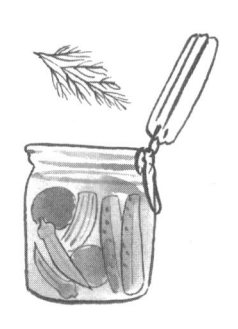

煮沸消毒した瓶に野菜を入れ、ピクルス液を注ぎディルの枝4本とニンニク1片を入れる。冷蔵庫で1日保存したらできあがり。

◎オムレツ

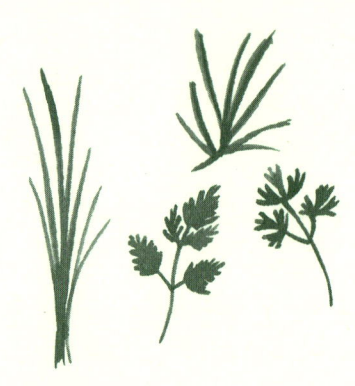

ボウルに卵4個を割り入れて、よくほぐす。牛乳を大さじ2加え、塩、こしょうをふり、フィーヌゼルブを混ぜる。
*フィーヌゼルブ：チャービル小さじ2、チャイブ小さじ1、イタリアンパセリ小さじ1、フレンチタラゴン小さじ1/3をみじん切りにして合わせる。

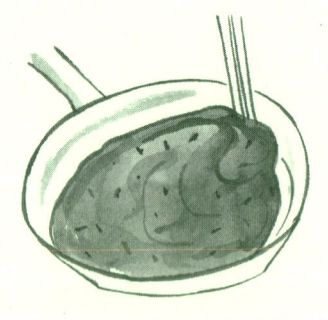

熱したフライパンにバター大さじ2を入れて溶かし、混ぜたものを流し入れる。よくかき混ぜながら焼く。半熟の手前になったら動かすのをやめ、焼き色をつける。

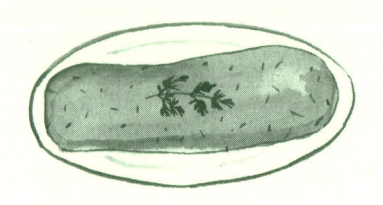

火を止めたら形をととのえて皿に盛り、チャービルを添える。

◎トマトソース

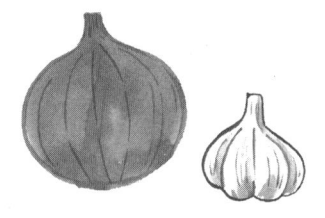

材料は、オレガノ（ドライ）小さじ1、トマトの水煮1缶、タマネギ1/4個、ニンニク1片、オリーブ油大さじ2、塩小さじ1。

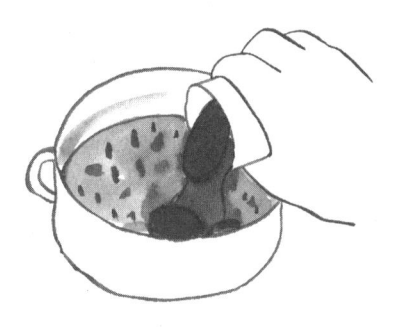

タマネギをみじん切りにする。ニンニクはつぶして芯を取る。オリーブ油、ニンニクを入れ弱火で香りが立つまで炒める。タマネギを加え、中火で焦がさないよう透き通るまで炒める。塩とトマトの水煮缶を汁ごと加え、木ベラでつぶしながら混ぜる。

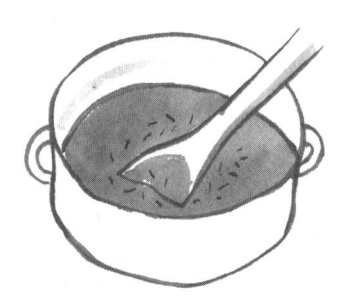

中火で10〜15分くらい煮詰め、とろりとしたら弱火にしてオレガノを加える。塩で味をととのえ、ひと煮立ちさせる。

◎ジャム

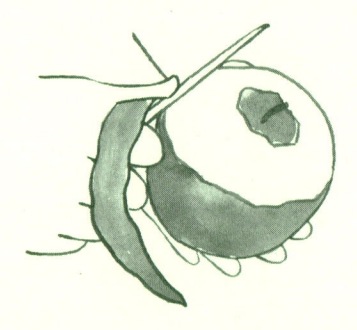

ドライのローズヒップ 15g(ヘタや種が入っている場合は取り除く)を細かくして、白ワインに1時間以上浸しておく。リンゴ1個の皮をむき、2～3mm幅のいちょう切りにする。

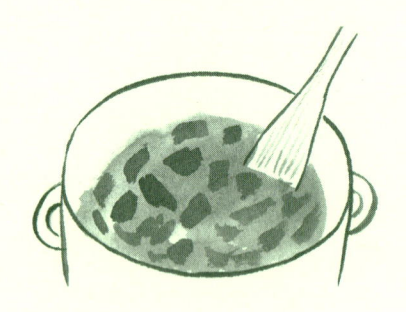

鍋にリンゴを入れ、グラニュー糖 80g を加えて弱火で煮る。木ベラでリンゴをつぶしながらレモン汁大さじ2と白ワインに浸しておいたローズヒップを加え、とろみが出るまで煮る。

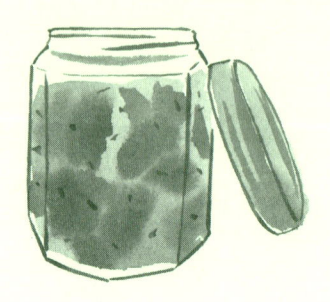

熱いうちに煮沸消毒した瓶に詰め、冷蔵保存する。

◎クッキー

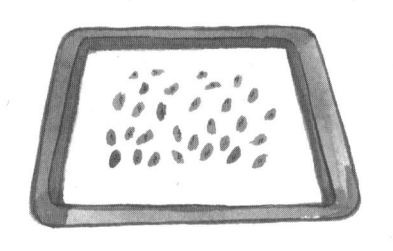

きび砂糖60gと牛乳大さじ1を合わせておく。①
アーモンド（スライス）50gを160℃のオーブンで10分ほど、うっすら焼き色がつく程度ローストして冷ましておく。②

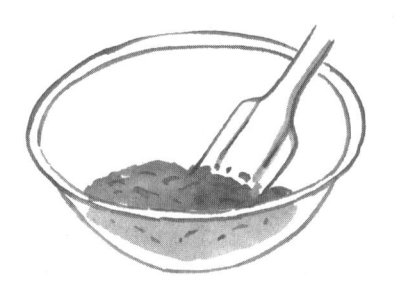

室温で柔らかくした無塩バター70gに①を加えクリーム状になるようしっかりと混ぜる。②とアニスシード小さじ1/2も加え合わせる。ふるった薄力粉110gを加え、ゴムベラでさっくりと合わせる。

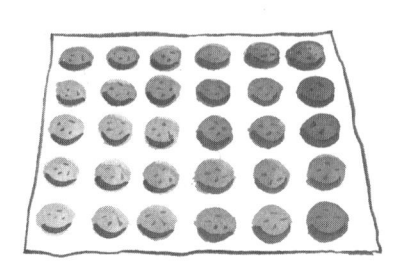

天板にスプーンで落とし、30個くらいにわける。170℃にあたためたオーブンで、18〜20分焼く。

◎ポプリエッグ

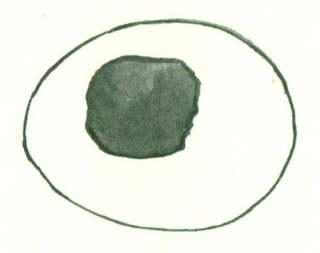

卵（Lサイズ）の真ん中に穴をあけて、中身を出しよく洗う。乾いたらカッターで穴の形をととのえる。

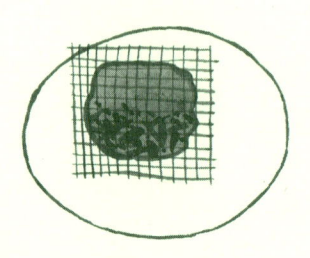

中にポプリを入れ、穴よりひと回り大きく切ったレース布を貼る。半月以上熟成させたポプリを使うと、香りが長く楽しめる。ポプリは好みのハーブやスパイスをブレンドし、精油を加えたもの。防虫効果のあるハーブを使えば、虫除けにもなる。

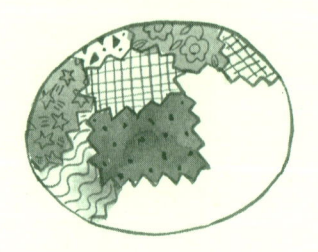

2cm角くらいにカットしたいろいろなはぎれ布を、接着剤で好みに貼りつけていく。ギザギザに切れるピンキングばさみでカットすると、ほつれが少ない。

◎化粧水

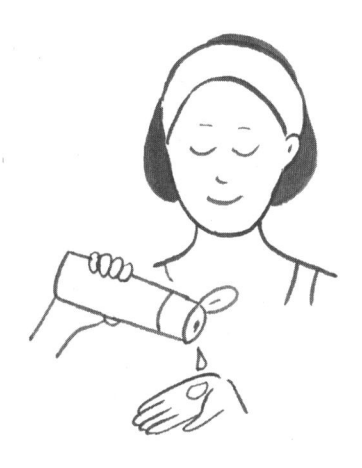

ポットに熱湯とドライハーブを入れ、ふたをする。10〜15分蒸らし、こしたらできあがり。数滴のハチミツ、少量の消毒用アルコールを加えればローションにもなる。

◎入浴剤

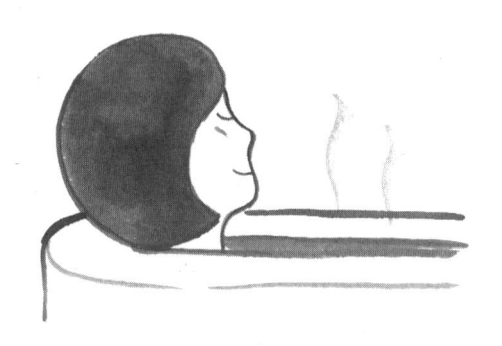

刻んだドライハーブを布袋（またはお茶パック）に詰めて、お風呂に入れる。

◎石けん

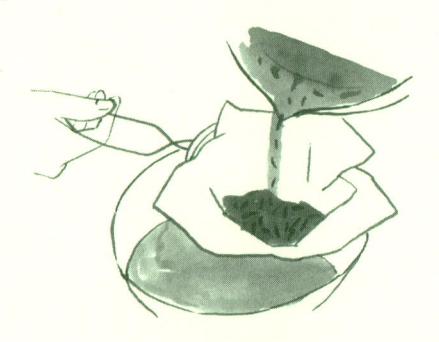

鍋にドライハーブ4gを入れ、熱湯を注ぎふたをして7～8分蒸らす。ガーゼなどでこして抽出液大さじ3を取ったらボウルにうつし、ハチミツ小さじ2を加えよく混ぜ合わせる。

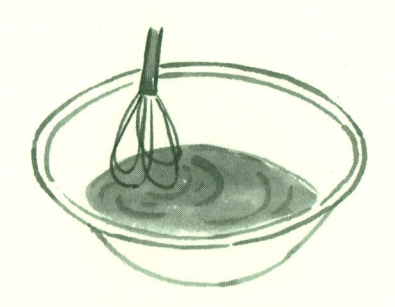

ボウルの中に石けん素地（または固形の無添加石けん）100gを加えて、よく練り混ぜる。固形石けんの場合は、すりおろし器で細かくしたものを使う。

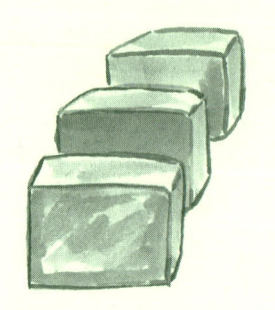

耳たぶくらいの固さになったら、ラップを敷いた上において好みの形に仕上げる。10日間くらい陰干ししたら完成。

◎フットバス

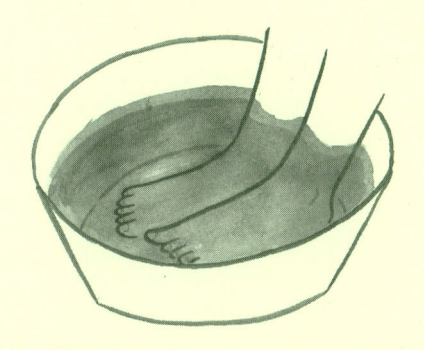

両足が入る容器の中にドライハーブを入れ熱湯を注ぐ。しばらくおきちょうどいい湯加減になったら、足を入れてあたためる。ほんのり発汗してきたら足を拭き、保湿、保温をする。

◎フェイシャルサウナ

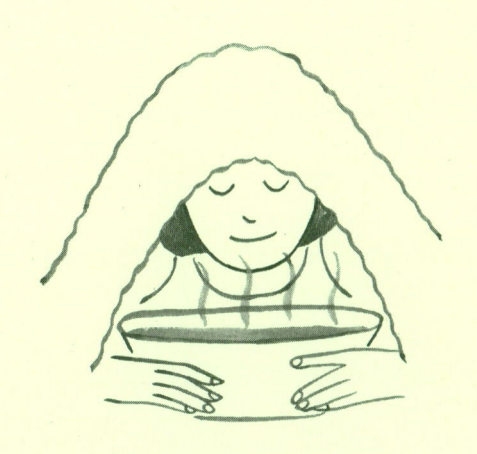

洗面器にドライハーブを入れ熱湯を注ぐ。バスタオルを頭からすっぽりとかぶり3〜5分くらい蒸気を顔に当てる。このとき目をつぶること。残りのお湯に手を浸せば、ハンドトリートメントにもなる。

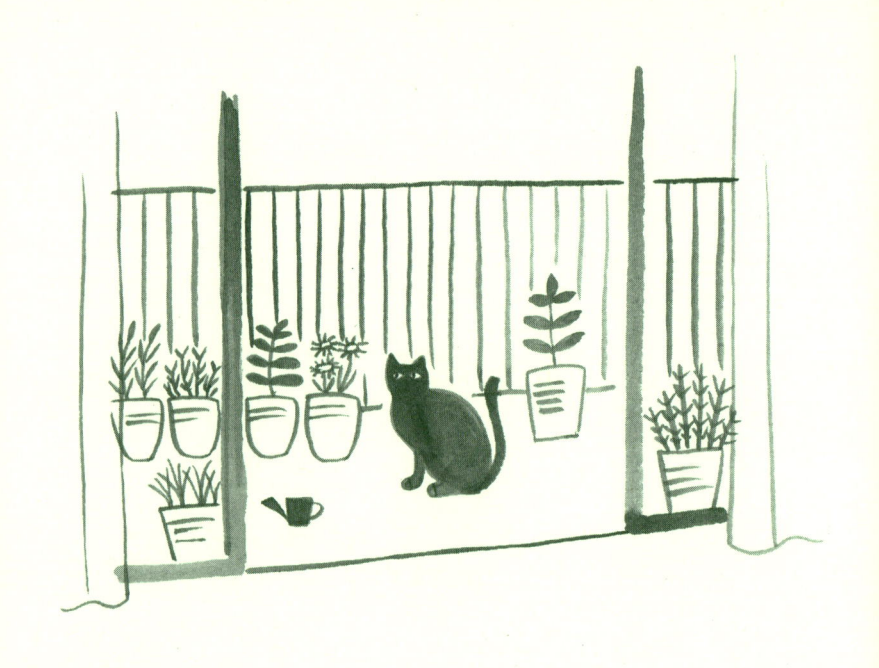

花や緑を育てるなら、暮らしを彩ってくれる
ハーブを選ばない手はない。
庭がなくったって、小さなベランダと少しの道具、
それとちょっとしたコツさえあれば、
誰だって簡単に育てることができる。
ハーブがひとつあるだけで、毎日はずっと豊かになる。

今日は、あの人がはじめて家にくる日。
元気に育ったミントでハーブティーをいれてみよう。
私が育てたミントでいれたお茶だよっていったら、
喜んでくれるかな。

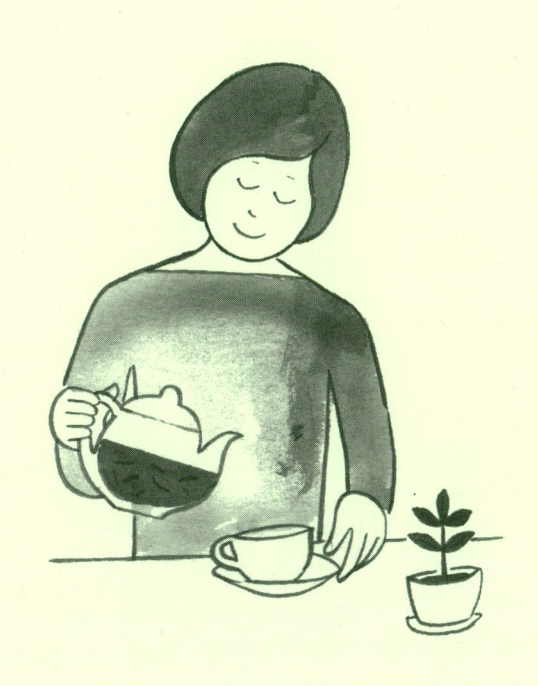

服部あさ美（はっとり・あさみ）
神奈川県生まれ。ROCKET（cap+RCKT）のギャラリースタッフを経て、1998年からイラストレーターとして活動をはじめる。書籍、雑誌、広告、雑貨などを中心に国内外で数多くのイラストレーションを手掛けている。水彩や鉛筆を用いた緻密で繊細かつ優しい表現に定評がある。著書に『フレグラントフラワーカタログ』（ミルブックス）、『おさんぽわくわく』（WAVE出版）などがある。

監修　相澤栄子　　協力　千葉奈津絵　　編集　藤原康二

参考文献
薬になるハーブ　白土和栄　ナツメ社
知っておきたいハーブ　槇島みどり　学習研究社
ハーブスパイス館　小学館

ハーブカタログ

2015年6月16日　第1刷
2023年5月16日　第4刷

著者　　服部あさ美
発行者　藤原康二
発行所　mille books（ミルブックス）
　　　　〒166-0016　東京都杉並区成田西1-21-37 #201
　　　　電話・ファックス　03-3311-3503
　　　　http://www.millebooks.net
発売　　株式会社サンクチュアリ・パブリッシング
　　　　（サンクチュアリ出版）
　　　　〒113-0023　東京都文京区向丘2-14-9
　　　　電話　03-5834-2507　　ファックス　03-5834-2508
印刷・製本　シナノ書籍印刷株式会社

無断転載・複写を禁じます。
落丁・乱丁の場合はお取り替えいたします。
定価はカバーに記載してあります。

Ⓒ 2015 Asami Hattori
Printed in Japan　　ISBN978-4-902744-77-4　C0071